AF286498

Anke Jeanne Toleikis' Homöopathische Hausapotheke

ANKE JEANNE TOLEIKIS

Anke Jeanne Toleikis' Homöopathische Hausapotheke

Wichtiger Hinweis

Diese Publikation wurde nach bestem Wissen und Gewissen erstellt. Dennoch kann die Autorin keinerlei Haftung für Personen-, Sach- oder Vermögensschäden übernehmen, die aus der Anwendung der vorgestellten Materialien und/oder Methoden entstehen könnten. Ebenso übernimmt die Autorin keine Gewähr für Korrektheit, Vollständigkeit oder Qualität der in dieser Publikation bereitgestellten Informationen. Haftungsansprüche gegen die Autorin wegen Schäden materieller oder ideeller Art, die durch Nutzung oder Nichtnutzung der Informationen bzw. durch die Nutzung fehlerhafter und unvollständiger Informationen verursacht wurden, sind grundsätzlich ausgeschlossen.

Das Copyright bleibt allein bei der Autorin, insbesondere die Übersetzung in fremde Sprachen. Vervielfältigung, Weitergabe oder Verwendung in elektronischen oder gedruckten Publikationen sind ohne ausdrückliche schriftliche Zustimmung der Autorin nicht gestattet. Auf Anfrage wird in der Regel von der Autorin die Zustimmung zu solchen Vorhaben erteilt.

Bibliografische Information der Deutschen Nationalbibliothek:
Die Deutsche Nationalbibliothek verzeichnet diese Publikation in der Deutschen Nationalbibliografie; detaillierte bibliografische Daten sind im Internet über http://dnb.d-nb.de abrufbar.

Satz, Umschlaggestaltung, Herstellung und Verlag:
Books on Demand GmbH, Norderstedt
ISBN: 978-3-8391-7406-7

Inhalt

Vorwort

Es ist für mich etwas ganz Besonderes, dieses Buch zu veröffentlichen und mich somit in die Riege von Menschen einzureihen, die den Geist eines Genies, eines wahrhaft großen Heilers bewahren und weitergeben: Dr. Christian Friedrich Samuel Hahnemann. Ein Arzt, der zu seiner Zeit der Menschheit weit voraus war und dies teilweise auch heute noch ist.

Durch die Entdeckung des Naturgesetzes der Homöopathie steht uns eine Möglichkeit zur Verfügung, Krankheiten auf sanfte, einfache und kostengünstige Art und Weise zu heilen, wobei wir diese Heilmethode so anwenden müssen, wie es uns Dr. Hahnemann vorgemacht und in seinen Schriften hinterlassen hat. Es gibt heute viele Ansichten zur Mittel- und Potenzwahl und zur Dosierung, aber nur bestimmte Methoden sind von Erfolg gekrönt: diejenigen nämlich, die Hahnemann uns vorgab. Diese werden in diesem Buch aufgezeigt.

„Mach's nach, aber mach's richtig nach", so forderte er uns auf.

Warum dieses Buch?

Mein größtes Anliegen besteht darin, dass jeder Mensch sich selbst auf schnellstem Wege heilen kann. Daher habe ich dieses Buch als Anleitung für all jene geschrieben, die Eigenverantwortung für ihre Gesundheit übernehmen möchten.

In den Medien wird uns häufig suggeriert, man bekomme mit einer Tablette alle Beschwerden sofort in den Griff. Wer

7

Kopfweh hat, greift zur Schmerztablette, wer Magendruck verspürt, zum Magenliquid, selbst Herpes kann inzwischen einfach überklebt werden. Früher haben sich die Menschen bei Fieber und Grippe hingelegt, um dem Körper die nötige Ruhe zur Gesundung zukommen zu lassen. Heute sollen chemische Produkte die Heilung innerhalb kürzester Zeit übernehmen.

Meist enthalten handelsübliche Erkältungsmittel Paracetamol, Acetylsalicylsäure, Antihistaminika, Sympathomimetika. Bei Letzteren handelt es sich um Medikamente, die die Wirkung haben, den Sympathikus über die Hormone Adrenalin und Noradrenalin zu erregen, gerne wird auch Koffein beigesetzt. Diese Präparate haben eine aufputschende Wirkung, Grippesymptome werden somit lediglich überdeckt und man fühlt sich wieder besser. Die Erkrankung wurde demnach nicht wirklich ausgeheilt. Ferner können aufputschende Mittel aufgrund ihrer Wirkung zur Abhängigkeit führen. Es geht auch anders: mit den sogenannten alternativen Heilmethoden. Mit der Homöopathie haben wir die Möglichkeit, die Erkrankung vollkommen auszuheilen, ganz ohne schädliche Nebenwirkungen.

In diesem Buch habe ich bewusst die Krankheiten gewählt, die uns am häufigsten heimsuchen. Ich habe alle Mittel sehr genau und ausführlich beschrieben, damit Sie leicht und sicher das passende Mittel für auftretende Symptome finden können. Wer rechtzeitig zu homöopathischen Mitteln greift, kann meist den schlimmsten Ausbruch verhindern oder bereits eingetretene Beschwerden lindern.

Und nun wünsche ich Ihnen viel Erfolg beim Heilungsprozess. Mögen Sie immer gesund bleiben.

Anke Jeanne Toleikis, 2010

8

Betrachtung der Homöopathie

Der Leipziger Arzt Dr. Samuel Hahnemann (1755–1843) ist Begründer der Homöopathie, weil er mit den damaligen Heilmethoden, die in Krankenhäusern und Praxen angewandt wurden, nicht zufrieden war. Vor allem die barbarische Tortur des Aderlasses widerstrebte ihm. Es war üblich, Menschen mehrmals zur Ader zu lassen, auch bei Erkrankungen, bei denen das Blut zur Erhaltung lebenswichtiger Funktionen dringend notwendig ist. Nicht selten endeten diese gefährlichen Praktiken mit dem Tod.

Die Behandlung des damaligen Kaisers, Leopold II., zeigt die Problematik recht gut. In historischen Aufzeichnungen wurde die plötzliche Erkrankung wie folgt beschrieben: Am 28. Februar hat der Leibarzt Dr. Lagusius den Kaiser mit heftigem Fieber und geschwollenem Unterleib aufgefunden. „Er setzte dem Übel einen Aderlass entgegen, und als dieser keine Erleichterung bewirkte, noch drei Aderlässe ohne Erleichterung." Der Bericht des Arztes lautete: „Der Monarch wurde am 28. Februar von einem rheumatischen Fieber und einer Brustkrankheit überfallen, und sogleich suchte man die Heftigkeit des Übels durch Aderlassen und andere nöthige Mittel zu hemmen. Am 29. Februar vermehrte sich das Fieber, und man ließ dem erhabenen Kranken dreimal eine Ader öffnen, worauf einige Erleichterung folgte; aber die folgende Nacht war äußert unruhig und schwächte sehr die Kraft des Monarchen, der am 1. März anfing (...), alles von sich zu geben, was er einnahm. Um viereinhalb Uhr nachmittags verschied er ..."

Der Tod eines Patienten Hahnemanns, dem Letzterer wider Willen einen Aderlass legte, da er noch um keine bessere Methode wusste, war schließlich der Auslöser, den Beruf des Arztes aufzugeben. Fortan weigerte er sich, auch nur einen weiteren Patienten

9

zu behandeln. Um seinen Lebensunterhalt zu verdienen, übersetzte er medizinische und philosophische Schriften in mehrere Sprachen. Hierdurch kam er mit dem Gedankengut früherer Ärzte und Philosophen in Kontakt, die nun zu seinen Lehrmeistern wurden. Er lernte viel über die Natur, die Heilpflanzen und deren Wirkung und gelangte zu seiner wohl berühmtesten These: „Man heilt Krankheiten durch Mittel, deren Wirkungen den Erscheinungen der Krankheit ähnlich sind." – „Similia similibus."

Dr. Hahnemann machte sich nun an die mühevolle Arbeit, Mittel aus der Natur erst an sich selbst, dann bei Bekannten und Verwandten und schließlich bei seinen Studenten zu testen, um diese These zu untermauern. Er notierte sorgfältig jedes Symptom, das sich durch die Einnahme der Mittel bei den Personen zeigte, bis ins kleinste Detail. Die Grundgedanken der Homöopathie nahmen allmählich Formen an. Hahnemann hielt sein Wissen in seinen Büchern „Reine Arzneimittellehre" und „Organon der Heilkunst" fest. Letzteres vollendete er kurz vor seinem Tod mit der 6. Auflage und dem sicheren Gedanken, die perfekte Methode gefunden zu haben.

> Das „Organon der Heilkunst" (Organon, griech.: „Werkzeug") erschien erstmals 1810, damals noch unter dem Titel „Organon der rationellen Heilkunde". Es folgten insgesamt fünf weitere Auflagen, wobei die letzte im Jahre 1921 – 79 Jahre nach der Fertigstellung durch Hahnemann – veröffentlicht wurde. Sein Originalmanuskript wird in der Bibliothek der University of California in San Francisco aufbewahrt. Das Werk besteht aus 291 Paragrafen und gilt als die Grundlage der Homöopathie. Das Organon wird selbst heute noch von Homöopathen als Basis für ihre Behandlungen hergenommen.

Das Wichtigste für Hahnemann war das Wohl des Patienten. Der erste Paragraf des „Organon der Heilkunst" definiert das wahre Ziel seines Berufes: „Des Arztes höchster und einziger Beruf ist, kranke Menschen gesund zu machen, was man Heilen nennt."[1] Dazu zählte auch, dass er Methoden, durch die Nachteile (bzw. Nebenwirkungen) für den Patienten hätten entstehen können, wie es bei der Schulmedizin so oft der Fall ist, vollkommen aus seinen Behandlungen ausschloss: „Das höchste Ideal der Heilung ist schnelle, sanfte, dauerhafte Wiederherstellung der Gesundheit oder Hebung und Vernichtung der Krankheit in ihrem ganzen Umfange auf dem kürzesten, zuverlässigsten, unnachteiligsten Wege, nach deutlich einzusehenden Gründen."[2] Nicht die Behandlung an sich zählte, sondern das Ergebnis, nämlich vollkommene Heilung.

Hahnemann betonte: „... Meine Heilart hat nichts mit der gewöhnlichen Arzneikunst gemein, sondern ist vielmehr geradezu entgegengesetzt. Sie ist ein Novum quid (‚Neues Etwas'), auf welches der bisherige Maßstab des Arzneigebens durchaus nicht anwendbar ist."[3] Im Gegensatz zur heutigen Schulmedizin, wo hin und wieder Erkrankungen, die nicht in eine Schublade gesteckt werden können, als „psychosomatisch" abgetan werden, wird in der Homöopathie jeder Zustand des Unwohlseins behandelt.

Hahnemann setzte die Heilkraft der Homöopathie an den Ursachen einer Erkrankung an. Dr. James Tyler Kent, ein bedeutender US-Homöopath, sagte: „Die Homöopathie existiert als Gesetz, ihre Wurzeln tauchen ins Reich der Ursachen. Würde sie nicht im Reich der Ursprünge existieren, würde sie in dem der Resultate nicht bestehen können."[4]

James Tyler Kent wurde 1849 in Woodhull, New York, geboren. Nach seinem Medizinstudium arbeitete er zunächst als praktischer Arzt und schließlich erhielt er den Posten als Anatomieprofessor am American College in St. Louis. Durch die Krankheit seiner Frau kam er erstmals mit der Homöopathie in Berührung. Sie wurde nämlich nach fehlgeschlagener schulmedizinischer Behandlung durch einen Homöopathen in kürzester Zeit geheilt. Angeregt durch dieses Erlebnis widmete er sich die folgenden Jahre vollends der Homöopathie und gab seinen Lehrstuhl auf. Erst 1883 übernahm er erstmals wieder eine Lehrtätigkeit. Mit seinen Werken leistete er einen wertvollen Beitrag zur homöopathischen Praxis. Seine Werke eignen sich wunderbar als Ergänzung zu den Werken Hahnemanns und finden als Arbeitsgrundlage weltweite Anerkennung.

Hahnemann trennte niemals eine Erkrankung oder ein Symptom in rein körperliche oder rein psychische Krankheiten auf, für ihn waren alle Ebenen gleichwertig beteiligt. Er betrachtete den Menschen grundsätzlich als ein Ganzes, als ein System. Der Körper kann die Sprache der Seele widerspiegeln und die Seele die Sprache des Körpers. In vielen Fällen nutzt die Seele den Körper, um mit auftretenden Symptomen ein inneres Ungleichgewicht zu offenbaren. So bekommen einige Menschen Verdauungsstörungen, weil sie gewisse Zustände, Probleme oder Ähnliches nicht schlucken können oder wollen, andere schlagen sich mit chronisch verstopften Nasenneben- und Stirnhöhlen herum, weil sie sich in einer Lebenssituation befinden, von der sie die Nase im wahrsten Sinne des Wortes voll haben.

Der Körper funktioniert wie ein Spiegel der Seele; alles, was im Innern stattfindet, wird nach außen projiziert. Bei ungeklärten Emotionen und bei Erfahrungen oder Erlebnissen, die nicht verarbeitet werden können, ist der Weg zur Selbstheilung blockiert. Diese unverarbeiteten Gefühle wirken in unserem Körper wie

12

schädliche Substanzen, die mit der Zeit erst kleinere, dann größere Schäden anrichten können. Homöopathische Arzneien sind in der Lage, in der sogenannten „Dynamis" anzusetzen, jener Punkt, an dem sich Seele, Geist und Körper vereinen. Der Mensch als Ganzes wird geheilt, und dies vermag, außer der Homöopathie, kaum eine andere Heilmethode.

> Hahnemann benutzte für die Bezeichnung Dynamis auch das Wort „Lebenskraft", die Energie, die jedem Organismus zugrunde liegt und ihren Ursprung im Geiste hat. Sie wird uns von Geburt an mitgegeben. In der traditionellen chinesischen Medizin wird die Lebenskraft mit „Qi" benannt, im Ayurveda heißt sie „Prana". Bereits in sehr alten Kulturen finden wir Hinweise darauf, dass Krankheiten meist mit immateriellen Ursachen in Zusammenhang gebracht wurden. Die Aufteilung des Menschen in einzelne Organe entstand erst in der Neuzeit. Der Ansatz Hahnemanns, alle Ebenen eines Lebewesens, also Körper, Geist und Seele, gleichwertig zu betrachten und zu behandeln, ist keine Erfindung seines Geistes; er erkannte lediglich, was bereits existierte, und nutzte diese Entdeckung zur Behandlung und Heilung seiner Patienten.

Der Wirkungsmechanismus in der Homöopathie beruht auf der Informationsweitergabe, die erst durch den Verschüttelungsprozess – das sog. Potenzieren – ermöglicht wird. Die Veränderung der Moleküle des Wirkstoffes durch das Potenzieren macht es erst möglich, die Information der Heilung weiterzugeben. Hahnemann selbst sagte: „Durch die Hilfe der menschlichen Kunst entwickelt sich erst die Heilkraft."[5] Jeder Stoff, jede Pflanze, jedes Mineral und einige tierische Produkte haben einen heilenden Effekt – aber eben nur in der richtigen Zubereitung. Lachesis zum Beispiel, das Gift der Buschmeisterschlange, ist in der Urtinktur giftig, hat aber in der verdünnten und potenzierten Form große

Heilwirkung. Je höher potenziert wird, desto höher die Heilkraft und desto mehr Informationen werden dem Organismus weitergegeben.

Bei der Potenzierung wird die Urtinktur (z. B. Kamille) zunächst mit einer Trägersubstanz (z. B. Alkohol, Milchzucker) stufenweise verdünnt und jeweils anschließend verschüttelt oder verrieben. Man unterscheidet zwischen C-Potenzen, D-Potenzen und Q-/LM-Potenzen.

	Verdünnung	Anzahl Schüttelschläge pro Potenzierungsschritt		
D-Potenzen	1 : 10	10		
(Dezimalpotenzen)				
D1 ->	1 Teil Urtinktur	+	10 Teile Trägersubstanz	
D2 ->	1 Teil D1	+	10 Teile Trägersubstanz	
D3 ->	1 Teil D2	+	10 Teile Trägersubstanz	
...				
C-Potenzen	1 : 100	10		
(Centesimalpotenzen)				
C1 ->	1 Teil Urtinktur	+	100 Teile Trägersubstanz	
C2 ->	1 Teil C1	+	100 Teile Trägersubstanz	
C3 ->	1 Teil C2	+	100 Teile Trägersubstanz	
...				
Q- oder LM-Potenzen	*1 : 50.000*	*100*		
(Quinquagintamillesimal)				
...				

14

Hierbei ist zu beachten, dass häufig die C- und D-Potenzen als die niedrigen und die Q-/LM-Potenzen als hohe Potenzen bezeichnet werden. Dies ist allerdings nicht ganz korrekt. Genauer wäre es, innerhalb der einzelnen Potenzen von hohen oder niedrigen Potenzen zu sprechen. So zählen z. B. bei C- und D-Potenzen die 1 bis 30 Verschüttelungen zu den niedrigen, die 30 bis 200 zu den mittleren und die über 200 zu den hohen Potenzen. Um es für den Laien verständlicher auszudrücken, sprechen die meisten Bücher von C- und D-Potenzen. Bei Q- und LM-Potenzen verhält es sich genauso.

Auch wenn der Wirkstoff einer homöopathischen Tinktur, im Gegensatz zu einem chemischen Mittel, im Blut nicht nachgewiesen werden kann, spricht der Erfolg für die Homöopathie. Gerade die erfolgreiche Behandlung von Kindern oder Tieren stellt das beste Beispiel dafür dar, dass eine homöopathische Behandlung ganz ohne Placebo wirksam ist.

Grundsätzliches zur Dosierung

„... da lallen sie Blödsinn daher ..." So reagierte Hahnemann auf Einwände seiner Kollegen wie: „Mit dieser Verdünnung kann man ja einen Tropfen Arsen in den Genfer See tröpfeln und alle, die davon trinken, würden gesund."[6] Das Prinzip der Verdünnung und Verschüttelung stieß bereits damals auf Unverständnis.

Zu Beginn seiner Entdeckung der Heilwirkung der einzelnen Substanzen ließ Hahnemann die Patienten an der Urtinktur, der flüssigen Arznei, in der der Wirkstoff eingelegt und durch

Alkohol haltbar gemacht wurde, lediglich riechen, um Vergiftungen zu vermeiden. Als er schließlich bemerkte, dass die Dosis zu schwach war, fing er an, den Wirkstoff zu verdünnen, und ließ die Patienten diese einnehmen. Aber auch hier stellte sich schnell heraus, dass das Mittel kaum eine (Heil-)Wirkung auf den Organismus besaß. So kam er auf den Gedanken, dass die Wirkung einer Arznei noch auf anderen Grundlagen beruhen müsse als nur in der Veränderung der Verdünnung. Eine weitere Bearbeitung des Stoffes schien noch notwendig zu sein. Nach langer Forschungszeit begann er schließlich, die Fläschchen, in denen die Urtinktur aufbewahrt wurde, zu schütteln. Anfangs nur wenig (dies entsprach den niedrigen D-Potenzen), dann stärker (dies entsprach den C-Potenzen). Aber auch hier zeigte er sich mit den Ergebnissen noch nicht zufrieden.

Mit den D-Potenzen war eine sanfte und schnelle Heilung entweder gar nicht oder erst nach langer Zeit zu erreichen. Obendrein traten bei seinen Patienten unerwünschte Verschlimmerungen auf. Insbesondere bei sehr niedrigen D-Potenzen hatten die Menschen trotz gut gewähltem Mittel Beschwerden.

Hahnemann machte die Erfahrung, dass die Gabe von D-Potenzen nicht sehr oft wiederholt werden konnte, weil hierbei Verschlimmerungen des Zustandes auftraten, was natürlich nicht erwünscht war. Also mussten zur weiteren Behandlung die Symptome der Verschlimmerung erst vollends verschwinden. Dies zog sich in die Länge und der Patient litt länger als notwendig. Im Laufe der Zeit gelang Hahnemann die erfolgreiche Behandlung seiner Patienten: Er erkannte, dass Patienten, die mit den hohen LM-Potenzen behandelt wurden, auf „kürzestem, zuverlässigstem unnachteiligsten Wege"[7] wieder gesundeten. Das Wissen über die besten Methoden hielt er im Organon fest. Die wichtigsten Grundprinzipien, die leider nicht von allen Homöopathen befolgt werden, seien hier aufgeführt:

16

Eine Gabe am Tag ist ausreichend.

Leider wird heute oftmals empfohlen, drei bis fünf Mal pro Tag bis zu zwölf Globuli pro Einnahme zu verabreichen. Zudem werden gerade niedrige D-Potenzen verschrieben und an Laien verkauft, oft mit dem Hinweis, so viele einnehmen zu können, wie man will. Hier wird versucht, die Homöopathie in schulmedizinische Verfahren einzuordnen. Regelmäßige, sich wiederholende Gaben sind schulmedizinisch und nicht im Sinne der Homöopathie.

Hahnemann verabreichte ein homöopathisches Mittel niemals mehrmals am Tag.

Er verabreichte dem Patienten eine einzige Gabe und beobachtete dann genau, wie dessen Organismus reagierte. Waren die Symptome noch vorhanden, schloss er daraus, dass die Heilung noch nicht eingetreten sein konnte. Durch die wiederholte Gabe der Arznei hätte sich der Zustand des Patienten verschlimmert.

Bei einer Gabe pro Tag ist eine genaue Beobachtung des Organismus möglich, um zu wissen, ob der Patient dasselbe Mittel nochmals einnehmen sollte oder ob nun ein anderes Mittel, durch neu aufgetretene oder durch eine Verschlimmerung der vorhandenen Symptome, infrage kommt.

In der Homöopathie ist eine Verschlimmerung des Zustandes nicht erwünscht.

„Jede Verschlimmerung durch neue Symptome – beweiset stets nur Unangemessenheit der vorigen Arznei." (§ 249) So steht es im Organon.[8] Im Gegensatz zur landläufigen Meinung stellt eine Verschlimmerung der Symptome nicht der Beweis dafür dar, das richtige Mittel gewählt zu haben. Im Gegenteil, es ist ein Hinweis für eine falsch dosierte Arznei und – aus homöopathischer Sicht – eine eigene Erkrankung, die nicht einfach hingenommen, sondern als Warnung betrachtet werden sollte.

Die genaue Beobachtung des Patienten ist ein Kernpunkt der Homöopathie.

Es ist eine große Kunst, aus der Veränderung des Zustandes herauslesen zu können, wie der Weg der Heilung verlaufen wird. Ein guter Homöopath sollte bei Verabreichung eines Mittels genau wissen, was es bei einem Patienten bewirkt. Voraussetzung ist die genaue Kenntnis der Arzneimittel. Wer über dieses Wissen verfügt, vermag zu unterscheiden, ob bei einem Menschen eine Verschlimmerung eingetreten oder ob ein neues bzw. altes Symptom aufgetreten ist und einer genaueren Betrachtung bedarf.

Je höher die Potenz, desto höher die Heilkraft.

Die Höhe der Potenz und der Dosierung ist maßgebend für die Heilung. Selbst das richtige Mittel heilt bei falscher Dosierung nicht, im Gegenteil, es kann sogar Schaden anrichten. Gerade Niedrigpotenzen, wie oftmals empfohlene D-Potenzen, sind sehr nahe an der Urtinktur, kaum verdünnt und verschüttelt. Die Möglichkeit einer Verschlimmerung ist hier noch mehr gegeben als bei hohen Potenzen. Hahnemann war mit der Verabreichung von niedrigen Potenzen nicht zufrieden. Er verdünnte und verschüttelte im Laufe der Zeit immer mehr. So erkannte er, dass die Heilkraft größer ist, je mehr verschüttelt oder je höher potenziert wird.

Durch das Verschütteln verändern sich die Zahl und die Größe der Moleküle, also die Struktur der Arznei. Hierdurch kann die Information des Heilstoffes ohne schädliche Wirkungen, die der Medikamentenauszug im Urzustand hatte, weitergegeben

18

werden. Sollte also eine Pflanze, ein Mineral oder ein Stoff, aus dem die Arznei gewonnen wird, giftig sein, wird sie in der verschüttelten Form ungiftig, besitzt aber die Information der bereits vorhanden gewesenen Heilwirkung. Diese Information fehlt dem kranken Organismus und wird in Form von Globuli weitergegeben. Der Körper wird nun angeregt, sich selbst zu heilen.

Beispiel:
Eine Patientin kam aufgrund ihrer Rückenschmerzen in meine Praxis. Während der Anamnese fiel mir ein Ausschlag um den Mund herum auf. Als ich sie darauf ansprach, rückte sie erst allmählich damit heraus, dass sie zuerst Hilfe bei einer anderen Heilpraktikerin eingeholt hatte. Sie legte schließlich zwei Mittel auf den Tisch, von denen sie je sechs Globuli dreimal am Tag einnehmen solle. Da meine Patientin mit Kunden zu tun hat, war ihr der Ausschlag äußerst unangenehm. Sie berichtete, dieser sei für kurze Zeit deutlich besser geworden, verschlimmere sich jedoch und heile nicht mehr ab. Die Patientin war angewiesen worden, diese Verabreichung noch für die nächsten zwei Monate weiterhin zu befolgen. Die Mittel waren nicht schlecht gewählt, aber es handelte sich um D4- und D6-Potenzen. Ich riet ihr, die Mittel sofort abzusetzen, da der Ausschlag eine schwere Verschlimmerung darstellte. Bei weiterer Einnahme hätte der Ausschlag gar unheilbar werden können. Meine Patientin zeigte sich schockiert. Sie befolgte meinen Rat und mit der Zeit bildete sich der Ausschlag langsam zurück. Schließlich verschwand er ganz und ist bis heute nicht mehr wieder aufgetreten.

Mit hohen Potenzen lassen sich insbesondere seelische „Verletzungen" heilen.

Hahnemann wusste, dass eine echte Heilung nicht stattfinden kann, ohne die Seele zu heilen. Deswegen wandte er sich kurz vor seinem Tod immer mehr den hohen LM-Potenzen zu, die er als die Vollendung seines Werkes und die Erfüllung seiner Ziele betrachtete: die Heilung auf schnellem, sanftem und unnachteiligem Wege.

Viele Homöopathen ordnen D-Potenzen der Ebene der Organe zu, also dem materiellen Bereich, während der immaterielle Bereich hingegen mit D-Potenzen erst gar nicht erreicht wird. Doch meist ist der Schaden an einem Organ das sichtbare Zeichen für eine Störung in der ganzen Einheit des Kranken. Da eine Erkrankung ein Ungleichgewicht in allen drei Ebenen des Körpers darstellt, sollten all diese in Zusammenhang gebracht werden.

Es gibt eine Ausnahme: D-Potenzen sind sehr wichtig, wenn es darum geht, ausschließlich *ein* Organ zu behandeln. Hierbei geht es darum, die Zerstörung aufzuhalten oder die Funktion des Organs zu beeinflussen und aufrechtzuerhalten. Diese Art der Behandlung kommt eher selten vor und sollte auf jeden Fall nur von einem erfahrenen, klassischen Homöopathen, wie einem Heilpraktiker oder Arzt, durchgeführt werden, damit eine Zerstörung des Organs durch Überdosierung vermieden wird.

Durch niedrige Potenzen können Ängste nicht geheilt werden, sondern eher verschlimmert auftreten. Angst hat ihre Ursachen im seelischen Bereich, was nur mit höheren Potenzen erreicht werden kann. Wird gegen Angst eine niedrige Potenz (z. B. D12) gegeben, findet sie keinen Ort, an dem sie heilen kann, da die Ursache meist nichtorganischer Natur ist.

20

Dosierungsanleitung

Wenn exakt die Menge an Globuli in der richtigen Potenz, die heilt und nicht gleichzeitig für eine Verschlimmerung sorgt, genommen wird, kann man förmlich beobachten, wie sich der Zustand des Kranken innerhalb einer Viertelstunde verbessert.

> Bei akuten Erkrankungen und Zuständen empfehle ich für den Hausgebrauch 2 Globuli einer C200-Potenz von den von mir beschriebenen Mitteln.

Zwei Globuli sind exakt die Menge, die für eine Heilung ausreicht. Mehr als zwei Globuli werden für den Heilungsprozess nicht benötigt; schließlich soll der Körper so wenig wie möglich belastet werden. Beobachten Sie nach dieser Gabe den Heilungsverlauf. Sollten die Beschwerden am nächsten Tag noch vorhanden sein, kann die Gabe wiederholt werden.

Beispiel 1:

Bei einem akuten Hexenschuss hilft Rhus toxicodendron. Am ersten Tag werden zwei Globuli eingenommen. Sollten am nächsten Tag noch leichte Schmerzen vorhanden sein, werden erneut zwei Globuli Rhus toxicodendron eingenommen usw., bis die Schmerzen verschwunden sind. Sobald der Schmerz nicht mehr auftritt, darf auch keine Gabe mehr stattfinden. Wichtig ist, nur einmal am Tag zwei Globuli einzunehmen und mit den Gaben aufzuhören, sobald die Schmerzen verschwunden sind. Dieser Prozess kann ein oder mehrere Tage dauern.

Beispiel 2:

Als mein Sohn eines Tages innerhalb einer halben Stunde Fieber von über 39 °C und glänzende, rote und heiße Wangen bekam, war ganz klar, dass er Belladonna benötigte. Seine Hände waren eiskalt, seine Atmung ging schneller, und er fing an, roh zu husten. Er litt stark und die Atmung und das Fieber schlauchten ihn sehr. Ich gab ihm zwei Globuli C200-Belladonna und nach einer Viertelstunde war der hoch akute Zustand verschwunden. Die Wangen wurden etwas blasser, das Fieber sank auf 38 °C und die Atmung wurde ruhiger. Mein Sohn schlief ein und schließlich die ganze Nacht durch. Am nächsten Morgen gab ich ihm ein anderes Mittel für den Husten und den Schnupfen, der sich ausgebildet hatte. Hätte ich ihn nachts geweckt und ihm nochmals Belladonna gegeben, wäre der akute Zustand wiedergekommen, mit hohem Fieber und allen anderen Symptomen.

Es kann vorkommen, dass ein Zustand so akut ist, dass eine Gabe nicht ausreicht. Hier bieten sich zwei Möglichkeiten an:

– Wenn sich der Zustand in diesem kurzen Zeitraum zwar etwas, aber kaum spürbar bessert, sollten Sie zwanzig Minuten nach der ersten Gabe eine weitere einnehmen (sog. Doppelgabe). Es ist wichtig, dass das exakt passende Mittel gewählt wird.

– Folgendes kann angewendet werden, wenn es sich um einen sehr heftigen Zustand handelt, z. B. bei starkem Fieber oder anderen heftigen Schmerzzuständen: Lösen Sie zwei Globuli des Mittels in einem halb vollen Glas Wasser auf. Von dieser Lösung nehmen Sie viertelstündlich je einen Teelöffel (aus Plastik oder Porzellan, da Metall Schwingungen enthält, die die Wirkung aufheben) ein, bis sich der

Zustand verbessert hat. Nun sollten keine weiteren Gaben mehr erfolgen, damit eine Verschlimmerung vermieden wird.

Bei chronischen Beschwerden dauert der Heilungsprozess meist länger, diese sollten aber von erfahrenen Händen, einem Heilpraktiker oder Arzt, behandelt werden.

Um den größtmöglichen Effekt der Arzneien zu erzielen, bedarf es noch einiger Hinweise zur Anwendung:

– Während einer homöopathischen Therapie sollten auf alle ätherischen Öle, wie Pfefferminze, Kamille, Kampfer, Eukalyptus, verzichtet werden. Diese befinden sich auch in Kaugummis, Bonbons, Zahnpasta, Zahnseide, Tees und einigen Erfrischungsgetränken.
– Viele Homöopathen verbieten ihren Patienten den Konsum von Kaffee, was aber nicht immer sinnvoll erscheint. Die meisten trinken sehr viel Kaffee, weshalb bei einer abrupten Absetzung leichte Entzugserscheinungen auftreten können, wie Kopfschmerzen, Müdigkeit, Abgeschlagenheit und Stuhlgangprobleme in Form von Verstopfung. Es empfiehlt sich jedoch grundsätzlich – auch ohne eine homöopathische Behandlung –, den Konsum von koffeinhaltigen Getränken, wie etwa Kaffee, Schwarz- oder Grüntee, einzuschränken.
– Homöopathische Mittel sollten nicht mit Metall in Berührung kommen. Die Schwingungen, die von Metall ausgehen, zerstören die Wirksamkeit der Mittel. Verwenden Sie also für das Umrühren beim Verdünnen der Mittel Plastik- oder Porzellanlöffel. Auch Zungenpiercings sollten beim homöopathischen Prozess herausgenommen werden.

23

Umgang mit der Materia medica

In der Homöopathie werden dem Patienten oft Fragen gestellt, wie er es von einem Allgemeinmediziner nicht gewohnt ist. Meist wird er sich über sie wundern und den Zusammenhang nicht verstehen. Alleine bei der Symptomatik „Halsschmerzen" gibt es große Unterschiede, und es wird größtenteils bis ins Detail gefragt:

Wo sind die Halsschmerzen – im Rachen- oder im Kehlkopfbereich?
Wie sind die Halsschmerzen – brennen sie oder sind es stechende Schmerzen?
Wann schmerzt es am meisten – dauernd oder nur beim Schlucken?
Verbessert Wärme die Schmerzen, braucht der Patient beispielsweise einen warmen Schal – oder kann er einen Schal um den Hals nicht ertragen?
Fühlt sich der Hals trocken an oder ist er voller Schleim?

Diese Fragen ergeben sich aus dem homöopathischen Grundgedanken, dass nicht die Krankheit, sondern der kranke Mensch in seiner Gesamtheit verstanden und behandelt werden muss. Folgender Fragenkatalog soll Ihnen dabei helfen, die Erkrankung besser zuordnen und somit das passende Mittel am ehesten finden zu können.

Wo tut es weh?
Was tut weh?
Wann tut es weh?
Wie sieht der erkrankte Körperteil aus bzw. wie fühlt er sich an?
Wie ist der Allgemeinzustand?

Gibt es eine Ursache für die Erkrankung (z. B.: längeres Sitzen auf einem kalten Untergrund bei einer Blasenentzündung)?

Im Folgenden werden siebzehn homöopathische Mittel vorgestellt, die in Ihrer Hausapotheke nicht fehlen sollten. Ich habe mich ganz bewusst für die in der Homöopathie bezeichneten „Polychreste" entschieden. Hierbei handelt es sich um Arzneien, die ein weites Wirkungsspektrum aufweisen und sich in der Praxis am erfolgreichsten bewährt haben.

Zu jedem Mittel werden typische Symptome erläutert, die – der Übersicht halber – in Symptome, die das „Gemüt" betreffen, und „körperliche Symptome" eingeteilt sind. Bei jedem Mittel finden Sie auch die Rubrik „Hauptsymptom", um die Leitsymptome auf einen Blick zu erkennen. Bitte beachten Sie: Meist treffen bei einem Patienten nur einige wenige Eigenschaften zu. Zudem machen sich die Symptome teilweise nicht in solch starker Form bemerkbar.

Sie werden oftmals den Hinweis finden, dass gewisse Symptome auf eine chronische Krankheit hinweisen. Im Gegensatz zu einer akuten (kurzfristigen) Krankheit sollte bei einer chronischen (langfristigen) Krankheit sofort ein Arzt oder Heilpraktiker für klassische Homöopathie konsultiert werden.

Im Anhang des Buches stelle ich noch Apotheken vor, bei der alle in diesem Buch aufgeführten Mittel erworben werden können.

Materia medica

Aconitum napellus

Der „Sturmhut" oder „Blaue Eisenhut", wie der Name dieser Pflanze übersetzt heißt, wächst vorwiegend in feuchten Hochgebirgswiesen. Er hat auffallend blaue Blüten und ist in einigen Gärten wiederzufinden. Jedoch empfiehlt es sich nicht, diese wunderschöne Blume in den eigenen Garten zu pflanzen, denn bereits bei Berührung der Blätter kann ein Taubheitsgefühl entstehen. In potenzierter Form eignet sich diese Wirkung wunderbar zur Schmerzlinderung. So wurde die Pflanze bereits früher zu diesem Zweck und zu Fiebersenkung eingesetzt und auch Chinesen behandelten bereits vor 2.000 Jahren Rheuma und Nervenschmerzen mit Aconitum.

Aconitum sollte in die Hausapotheke aufgenommen werden, da es sich hervorragend zur Behandlung von Erkrankungen eignet, die – wie der übersetzte Name vermuten lässt – plötzlich, schnell und heftig auftreten. So wie diese Pflanze den eisigen Bergwinden trotzen kann, genauso wirkt sie zum richtigen Zeitpunkt dem „Sturm" oder Anflug einer Erkrankung entgegen.

Zum richtigen Zeitpunkt heißt: Aconitum sollte bei beginnenden akuten Erkrankungen gegeben werden, z. B. bei ersten Anzeichen eines grippalen Infekts mit plötzlichen Halsschmerzen, Schüttelfrost und Fieber oder eines Magen-Darm-Infekts. Hierdurch besteht die Möglichkeit, die Erkrankung bereits im Anfangsstadium zu heilen, und die heftigsten Symptome werden rasch verschwinden. Ist dies nicht der Fall, wird die Krankheit zumindest deutlich harmloser verlaufen. Aconitum ist gerade bei den Patienten, die sonst besonders robust und fit wirken, sehr selten krank sind und entsprechende Symptome entwickeln, das passende Mittel.

Eine Minderzahl von Patienten mag von der Heftigkeit, mit der die oben genannten Erkrankungen auftreten können, überwältigt werden. In solch einem Zustand kann das Gefühl auftreten, die Krankheit nicht verkraften zu können, und man entwickelt Ängste, die sich bis zur Furcht, sterben zu müssen, steigern können, obwohl der tatsächliche Zustand des Kranken diese Gefahr gar nicht birgt. Dieser Zustand tritt aber äußerst selten auf.

Hauptsymptome

- Erkrankung tritt plötzlich, akut, mit großer Heftigkeit auf
- Erhitztes und errötetes Gesicht
- Fahles und blasses Aussehen beim Aufrichten
- Halsschmerzen
- Schüttelfrost
- Fieber
- Das Gefühl, eine Grippe zu bekommen
- Entzündung an einer Körperstelle, die sich innerhalb kürzester Zeit entwickelt
- Kurzatmigkeit
- Herzklopfen
- Schwindelgefühl
- Als Folge
  - ▷ von kaltem, trockenem Wind
  - ▷ von kalter Zugluft (z. B. nach dem Cabriofahren)
  - ▷ eines Schocks (z. B. nach einem Unfall oder nach Erhalten einer schlechten Nachricht)
- Ohnmacht nach Schreck oder Unfall
- Großes Verlangen nach kalten Getränken
- Kann kein Blut sehen

27

Gemüt

- Teilweise große Angst und Furcht
  - ▷ vor dem Tod
  - ▷ vor der Zukunft
  - ▷ vor Menschen
  - ▷ vor dunklen Ecken
  - ▷ vor Krankheiten, die eintreten könnten
- Teilweise Panikzustände in der Überzeugung, sterben zu müssen
- Teilweise Angst vor Menschen; möchte dennoch nicht alleine sein und verlangt nach Gesellschaft
- Ruhelosigkeit, Unruhe

Körperliche Symptome

Kopf:
- Kopfschmerzen während des Fiebers
- Kopfschmerzen infolge kalten Luftzuges (z. B. nach dem Cabriofahren, durch Klimaanlage im Auto)
- Schweregefühl
- Hitzegefühl, heiß
- pulsierende Schmerzen
- Schwindelgefühl bis zur Ohnmacht

Gesicht:
- trockenes, heißes Gefühl
- rot, entzündet
- Eine Wange ist heiß und rot, die andere blass
- Neuralgische, unerträgliche Schmerzen, d. h., Nervenstränge, die im Gesicht verlaufen, können heftige Schmerzen verursachen

Augen:
- trocken, rot, entzündet
- Gefühl, als ob Sand im Auge wäre
- Lichtempfindlichkeit, Abneigung gegen Licht
- reichlicher Tränenfluss
- Bindehautentzündung, ausgelöst durch kalten Wind, Verblitzen nach Arbeit mit dem Schweißgerät
- nach Reflexion durch Schnee

Ohren:
- Mittelohrentzündung mit starken Schmerzen
- äußerlich: heiß, rot, geschwollen

Nase:
- Schmerzen an der Nasenwurzel
- gereizte, trockene Schleimhäute
- Verstopfung

Mund und Zähne:
- Trockenheit
- Taubheitsgefühl von Zunge und Mund
- Entzündung von Zahnfleisch
- Das Zahnfleisch fühlt sich heiß an

Innerer Hals:
- Mandelentzündung; Mandeln sind geschwollen
- rot
- brennende, stechende Schmerzen
- Halsentzündung

Atmung/Atemwege:
- dauernder Druck im Brustbereich
- heiserer, trockener Husten (1. Stadium von Husten)

- Kruppanfall (vor 24 Uhr)
- Kurzatmigkeit

Abdomen/Bauchraum:
- Erbrechen mit Furcht und Hitzegefühl, Schweißausbruch
- trotz Erbrechen nach dem Trinken Verlangen nach kalten Getränken
- Bauchkrämpfe bzw. Koliken, die durch keine Position oder Stellung gemindert werden können

Magen:
- akute Gastritis (Magenschleimhautentzündung)
- Magenschmerzen mit Druckgefühl und erschwerter Atmung
- Brennen in der Speiseröhre

Harntrakt:
- Blasenentzündung
- Urin spärlich, heiß und schmerzhaft
- Das Harnlassen ist mit Krämpfen verbunden

Fieber:
- Schüttelfrost
- tritt zu Beginn einer Erkrankung auf

Im Vergleich

Sollten diese Symptome bereits seit ein bis zwei Tagen bestehen, ist es nicht mehr sinnvoll, Aconitum anzuwenden. Zu diesem Zeitpunkt ist der „Sturm" bereits vorübergezogen und hat seine Spuren – fließender Schnupfen oder Husten – hinterlassen. Ab diesem Zeitpunkt sollte ein anderes Mittel, das zu dem entsprechenden Zustand passt, eingenommen werden – erwählen können Sie dieses je nach Symptom im letzten Teil des Buches unter der entsprechenden Rubrik (z. B. Husten).

Dosierung: zwei Globuli zu Beginn der Erkrankung (am 1. und 2. Tag)

Apis

Apis wird aus der ganzen Honigbiene gewonnen. In alten Zeiten wurden Bienen getrocknet, zu Pulver zerrieben und innerlich als harntreibendes Mittel gegeben.

Es empfiehlt sich, Apis in die Hausapotheke aufzunehmen, da es – dem Ähnlichkeitsprinzip nach – gerade bei bienenstichartigen Symptomen hilft, wie rote, aufgedunsene, schmerzhafte Schwellungen. Roger Morrison, einer der bekanntesten Homöopathen aus Amerika, beschreibt die Symptome wie folgt in seiner Materia medica: „Schwellung, die wie ein Ballon aussieht, der jederzeit platzen kann." Diese Schwellungen können an jeder beliebigen Stelle des Körpers auftreten oder sich aber auch innerhalb des Körpers bilden, z. B. im Kehlkopfbereich bei Personen, die allergisch auf Bienenstiche reagieren.

Hauptsymptome

- hochgradige Schwellung, Ödeme
- Empfindlichkeit gegenüber Hitze, Gefahr einer Ohnmacht (z. B. in der Sauna)

31

- allgemeine Verschlimmerung durch Hitze
- brennende, stechende Schmerzen

Körperliche Symptome

Körper:
- stark geschwollene, rote und schmerzhafte Gelenke, eventuell mit Nesselausschlag und unerträglichem Jucken

Haut:
- nach Insektenstich: schmerzhaft empfindliche, deutliche Schwellung
- Ekzem mit auffallend großer Schwellung

Augen:
- geschwollen
- Lider rot, ödematös
- brennende und stechende Schmerzen, verursacht durch Entzündungen oder allergische Reaktionen

Innerer Hals:
- Gefühl, als sei der Hals zugeschnürt
- Erstickungsgefühl
- stechende Halsschmerzen, die sich bis zu den Ohren erstrecken
- angeschwollen
- Quincke-Ödem in der allergischen Krise, wenn der Hals zuschwillt, z. B. nach einem Insektenstich
- Kehlkopfödem
- sackartige Schwellung des Zäpfchens
- Mandeln aufgedunsen, feurig-rot geschwollen

32

- Gefühl, als habe man eine Fischgräte im Hals

Harntrakt:
- Blasenentzündung mit brennenden und stechenden Schmerzen
- Schmerzen bei den letzten Tropfen des Urins

Anmerkung

– Apis hat ein sehr weites Wirkungsspektrum, vor allem auch bei chronischen Beschwerden, allerdings gehört deren Behandlung immer in die Hände erfahrener Heilpraktiker oder Ärzte mit dem Fachgebiet klassische Homöopathie.

– Bei einem Erstickungsanfall sollten Sie *immer* den Notarzt rufen. Bis der Notarzt eintrifft, kann Apis allerdings Erleichterung bringen.

Dosierung: zwei Globuli pro Tag
Eventuell ist eine Notfallmischung notwendig: zwei Globuli in einem Glas Wasser auflösen und alle 15–30 Minuten einen Teelöffel von dieser Lösung nehmen, bis die Beschwerden deutlich besser geworden sind.

Arnica montana

Die wunderschöne gelbe Blume wächst in bergigen Gegenden, in den Alpen, den Pyrenäen und in anderen Gebirgen Europas und Asiens. Nicht zufälligerweise heißt „aracanum", der lateinische Name dieser Pflanze, „Wunderheilmittel". Ihre Heilkraft ist schon seit Jahrhunderten bekannt. Sie wurde schon damals in einer Tinktur zur äußeren Anwendung bei allen Verwundungen und Verletzungen angewandt. Auch Hahnemann erkannte den großen Wert der Pflanze.

Arnica sollte ein wichtiger Bestandteil der Hausapotheke sein. In homöopathischer Zubereitung wirkt sie immer wieder wie ein Wundermittel, da die Verletzungen, egal ob durch einen Unfall oder durch eine Operation verursacht, mit Arnica schneller, schmerzfreier und komplikationsloser verheilen. Es verhindert Nachblutungen oder Entzündungsprozesse, die nach Operationen auftauchen können. Zudem wurde beobachtet, dass nach Operationen seltener Infektionen auftraten, sofern mit Arnica behandelt wurde. Selbst die plastische Schönheitschirurgie hat erkannt, dass Schwellungen, z. B. im Gesicht, mit Arnica besonders schnell zurückgehen. Ferner können seelische Verletzungen, ausgelöst durch ein Trauma oder einen Unfall, durch diese wertvolle Pflanze geheilt werden.

Arnica ist eine Hilfe bei blauen Flecken und besitzt die Heilkraft, Blutungen zu stillen. Sie verringert Schwellungen nach Verletzungen und verhindert weitere Komplikationen – sofern sie rechtzeitig eingenommen wurde. Zudem empfiehlt es sich sehr, nach einer Zahnbehandlung mit Arnica zu behandeln.

Dosierung:
Es hat sich bewährt, Arnica in folgender Dosierung anzuwenden: Nach einer Verletzung, Quetschung, Operation, auch einem Schnitt mit einer Blutung, einer Zahnextraktion gibt man innerhalb der ersten 24 Stunden eine Gabe von zwei Globuli Arnica C200 und wiederholt dies am nächsten Tag nach der Verletzung

und noch am darauffolgenden Tag. Das heißt, drei Tage lang sollte jeden Tag je eine Gabe Arnica genommen werden und die Verletzung heilt rascher aus.

Hauptsymptome

- Verletzungen aller Art: blaue Flecken, Prellungen, Quetschungen, Verstauchungen, Blutungen
- Verheben
- Überdrehen
- Zerreißen der Sehnen, Muskeln etc.
- Überanstrengung
- Zerrungen
- Fraktur
- Verletzungen jeglicher Gewebeart:
  - ▷ Knochen
  - ▷ Bindegewebe
  - ▷ Muskeln
  - ▷ Sehnen
  - ▷ Fasern
  - ▷ Zähne
- Schwellungen nach plastischen Operationen
- Traumatische Verletzungen

Körperliche Symptome

Augen:
- Traumen am Auge
- Fremdkörper am Auge
  (ACHTUNG: Einzunehmen erst nach augenärztlicher Behandlung!)

35

- Wundheitsgefühl in den Augen nach Anstrengung, z. B. durch das Arbeiten am PC oder nach angestrengtem Lesen eines Buches

Ohren:
- Prellung am Ohr

Nase:
- Nasenbluten, vor allem nach dem Waschen des Gesichts oder nach dem bzw. beim Husten
- Nasenbluten, verursacht durch ein Trauma

Mund und Zähne:
- nach Zahnextraktion
- nach jeder Zahnbehandlung (hilfreich bei Schmerzen oder nach einer Blutung)

Urogenitalbereich:
- verletzte Genitalien nach der Entbindung
- Wundschmerzen nach der Geburt

Anmerkung

- Bei Verdacht auf eine Fraktur sollten Sie – aufgrund der Gefahr einer inneren Blutung, die durch einen Bruch ausgelöst werden kann – unbedingt den Arzt aufsuchen. Zudem ist das Röntgen unerlässlich, um sicherzustellen, dass die Bruchstellen korrekt zusammenwachsen. Erst danach darf mit Arnica behandelt werden, da der Heilungsprozess sofort nach der Einnahme einsetzt.

- Ab und an verheilen Wunden sehr schlecht, da der Schock, beispielsweise nach einem Unfall, noch tief in

36

den Zellen sitzt. Wenn solche körperlichen Wunden bereits seit Längerem nicht heilen, bewirkt Arnica wahre Wunder. Allerdings gehört solch ein Fall einem Heilpraktiker für klassische Homöopathie oder einem Arzt anvertraut, da hier die empfohlene C200-Potenz nicht mehr ausreicht.

Dosierung: drei Tage lang je zwei Globuli
Beispiel: bei Verletzungen, Quetschungen, nach einer Operation oder Zahnextraktion zwei Globuli innerhalb der ersten 24 Stunden einnehmen sowie am nächsten und darauffolgenden Tag.

Arsenicum album

Bei Arsen handelt es sich um eine Sauerstoffverbindung, auch Arsenik genannt, die durch das Rösten von arsenikhaltigen Erzen gewonnen wird. Der dabei abgehende Rauch wird in langen, waagerecht verlaufenden Schloten gesammelt. Daraus entsteht ein sogenanntes Sublimat, ein graues Mehl, das „weißes Arsenik" genannt wird.

Weißes Arsenik gehört zu den gefährlichsten aller metallischen Gifte und war früher ein beliebtes Mittel, unliebsame Menschen aus dem Weg zu räumen. In potenzierter Form stellt es allerdings ein hervorragendes Mittel zur Behandlung vieler Krankheiten dar. Es verfügt über ein weites Heilungsspektrum bei chronischen und akuten Zuständen.

Arsenicum darf nicht in der Hausapotheke fehlen, da es bei akuten Magen-Darm-Erkrankungen in Form von Erbrechen und/ oder Durchfall von großem Wert ist. Es wirkt sehr tief auf alle

Organe und Gewebearten des Körpers, insbesondere auf den gesamten Verdauungstrakt.

Arsenicum wird auch eingesetzt, wenn sich ein Gefühl der Erschöpfung oder Abgeschlagenheit bemerkbar macht, sei es nach einer überstandenen Krankheit, nach einer Prüfung oder nach einer anstrengenden Stresssituation.

Hauptsymptome

- Gastroenteritis (Magen-Darm-Entzündung) mit Erbrechen und Durchfall
- Anblick und Geruch von Speisen kaum ertragbar
- Grippe
- Entkräftung, Erschöpfung, Abgeschlagenheit, vor allem nach Erkrankungen (z. B. Influenza) oder nach durchgestandenen problematischen Lebensumständen
- Mangel an Lebenswärme
- Patient friert viel; Verlangen nach Wärme

Gemüt

- Angst davor, alleine gelassen zu sein
- Angst vor dem Alleinsein
- Innerliche Unruhe, die sich beispielsweise in rastlosem Hin- und Herlaufen ausdrückt

Körperliche Symptome

Kopf:
- Kopfschmerzen (bei einer Grippe und/oder hohem

Fieber), die durch Kälte gemindert werden – trotz Verfrorenheit des Patienten

Augen:
- brennende Augen mit scharfem Tränenfluss
- Bindehautentzündung
- Lichtempfindlichkeit

Nase:
- vor allem rechtsseitiger Schnupfen
- rote und wunde Nase durch dünne, wässrige, ätzende Absonderungen
- Gefühl einer Verstopfung

Mund und Zähne:
- Brennende und schmerzhafte Aphten (hierbei handelt es sich um kleine weiße Flecken im Mund, die ca. 2–6 mm groß werden können, um diese Stelle ist die Schleimhaut gerötet und etwas angeschwollen, man findet sie hauptsächlich in der Mundschleimhaut oder am Zahnfleisch; sie können sehr schmerzhaft sein, so stark, dass auf der entsprechenden Seite kaum gegessen werden kann)

Innerer Hals:
- Pharyngitis (Kehlkopfentzündung) mit brennenden Schmerzen im Rachenraum und Halsbereich
- Schmerzen beim Schlucken

Abdomen:
- Durchfall, teilweise mit scharfen, übel riechenden, wässrigen Stühlen
- brennende Schmerzen

- Wundheitsgefühl im Bauch
- Hämorrhoiden mit brennenden Schmerzen
- brennende Schmerzen am Anus

Magen:
- Gastritis mit starkem Brennen im Magen und/oder in der Speiseröhre
- Sodbrennen (meist verbunden mit starkem Verlangen nach kalten Getränken)
- Übelkeit und Erbrechen, sobald die Speise in den Magen gelangt
- Aufstoßen von sauren, bitteren Substanzen, die den Hals zu verätzen scheinen

Im Vergleich:

Meist gehen akute Erkrankungen mit Ruhelosigkeit und Angst, großen Zweifeln an der Genesung – gerade kurz nach einer oder nach lang bestehender Erkrankung – einher. Manche Patienten fürchten sogar, sie müssten sterben. Es scheint, als würden sie keine Kraft mehr haben, gegen diese Angst anzukämpfen, und so lassen sie sich schwer beruhigen. Im Gegensatz zu den Angstzuständen, die bei Aconitum (s. S. 26) beschrieben werden, sind diese nicht akut und zeigen sich meist erst nach der Erkrankung. Der Patient scheint eher verzweifelt und ohne Hoffnung, dass ihm jemand helfen könne.

Anmerkung:

- Da Arsenicum auf alle Organe wirkt, hilft es auch bei Nierenentzündungen sehr gut.

Allerdings sollte die Behandlung hier über einen guten Heilpraktiker für klassische Homöopathie oder einen Arzt erfolgen.

Dosierung: zwei Globuli pro Tag
Beispiel: bei akutem Magen-Darm-Infekt zwei Globuli in einem Glas Wasser auflösen, alle 15–30 Minuten einen Teelöffel von dieser Lösung nehmen, bis die Beschwerden besser werden, dann fortfahren mit der Gabe von zwei Globuli pro Tag.

Belladonna atropa

Die Tollkirsche finden wir in Wäldern und zum Teil in unseren Gärten. Ihre schwarzen, süßlich aussehenden, kirschenähnlichen Beeren sind hübsch anzusehen, die Pflanze ist jedoch eine der giftigsten überhaupt. Den Namen „Belladonna" erhielt die Tollkirsche, weil die Damenwelt früher ihren Saft in die Augen träufelte, um die Pupillen zu erweitern und somit dem damaligen Schönheitsideal zu entsprechen. Ferner wurden in alter Zeit die Blätter der Tollkirsche äußerlich als Schmerzmittel aufgelegt.

Belladonna ist wohl das bekannteste Mittel der Hausapotheke und wird in akuten Fällen bei plötzlichen, hoch fieberhaften Erkrankungen eingesetzt. Das Gesicht ist meist rot und heiß, die Extremitäten hingegen kalt. Der Kranke ist meist überempfindlich gegenüber Erschütterungen, Licht und Lärm.

Hauptsymptome

- Akute Erkrankung
- Intensive Erkrankung, meist hoch fieberhafte Zustände (diese können Fieberkrämpfe, Halluzinationen und Zuckungen beinhalten)
- Das Gesicht ist rot und heiß, Hände und Füße hingegen kalt
- Glänzende Augen
- Hochgradiges Fieber, akut mit Schüttelfrost
- Fieberkrämpfe bei Kindern

Körperliche Symptome

Körper:
- kalte Hände, Arme und Beine bei heißem Gesicht
- akute Entzündung eines Gelenkes (Arthritis)
- plötzliche Kreuzschmerzen
- Rückenschmerzen mit Bandscheibenvorfall
- starke Schmerzen durch Erschütterung und Bewegung

Kopf:
- Kopfschmerzen, verursacht durch Fieber
- Nebenhöhlen schmerzen; meist rechtsseitig; Berührung nicht erträglich
- Sinusitis, maxillar und frontal (Stirn- und Nebenhöhlenentzündung/-vereiterung)

Ohren:
- Mittelohrentzündung mit meist hochgradigen, pulsierenden, klopfenden Schmerzen im Ohr

- vor allem rechtsseitig (kann aber auch auf beiden Seiten sein)

Innerer Hals:
- akute, eitrige Tonsillitis (Mandelentzündung) mit starken Schmerzen
- Schlucken äußerst schwierig
- Einschnürungsgefühl im Hals
- roter, glasiger Rachen
- Kehlkopf sehr schmerzhaft, erschwert das Schlucken
- Heiserkeit, die auch schmerzlos sein kann

Atmung/Atemwege:
- bellender Husten
- Keuchhusten *(Achtung: Belladonna wirkt bei Keuchhusten nur innerhalb der ersten drei Wochen)*

Urogenitalbereich:
- hochgradige Dysmenorrhö (Regelschmerzen) mit Metrorrhagie („Blutfluss", starke Blutungen), flüssigem rotem oder dunklem Blut mit großen, dunklen Blutklumpen
- Blasenentzündung

Fieber:
- hochgradiges Fieber, akut mit Schüttelfrost
- Fieberkrämpfe bei Kindern

Im Vergleich

Auch bei Patienten, die Aconitum (s. S. 26) einnehmen sollten, taucht die Erkrankung plötzlich auf und entwickelt sich sehr schnell. Unterschiede kann man in der Art des Fiebers erkennen. Die Intensität der Erkrankung ist bei Belladonna stärker, d. h., das Fieber ist höher als bei Aconitum, das Gesicht stark gerötet, insbesondere die Wangen, aber die Hände und Füße sind kalt.

Bei Halsschmerzen sollte man Folgendes beachten: Bei vereiterten Mandeln und Schwierigkeiten beim Schlucken sollte Belladonna eingesetzt werden; bei brennenden Halsschmerzen mit geringeren Schluckbeschwerden ist eher Sulfur (s. S. 74) anzuraten.

Anmerkung

– Belladonna gehört mittlerweile zu den gängigsten homöopathischen Mitteln. Die Einnahme ist aber nicht immer angebracht. Wie vor der Gabe eines jeden anderen Mittels sollten die Symptome genauestens betrachtet werden, um dann zu entscheiden, ob Belladonna überhaupt und in welcher Dosierung angebracht ist. Durch überreichliche Einnahme von Belladonna können bei einem Kind Angstzustände, heftiges Zittern am ganzen Körper und ein schneller Puls auftreten.

– Erstmalig auftretende Fieberkrämpfe gehören in abklärende Untersuchungen, meist in die Neurologie, um keine ernst zu nehmenden, behandlungsbedürftigen Krankheiten zu übersehen. Können diese ausgeschlossen werden, verschwinden die Fieberkrämpfe durch die Gabe von Belladonna innerhalb kürzester Zeit. Bei einer Gabe von Belladonna C200 können Sie sogar beob-

44

achten, wie sich der Zustand in Minutenschnelle deutlich bessert.

Dosierung: zwei Globuli zu Beginn der Erkrankung
Beispiel: bei hohem Fieber zwei Globuli in einem Glas Wasser auflösen, alle 15–30 Minuten einen Teelöffel von dieser Lösung nehmen, bis das Fieber gesunken ist.

Bryonia alba

Die „Weiße Zaunrübe" – oft verwechselt mit der „Roten Zaunrübe", Bryonia dioica – ist eine Kletterpflanze. Das homöopathische Mittel wird aus der Wurzel gewonnen, die eine weiße Farbe hat und wohl deshalb so zu ihrem Namen gekommen ist.

Die Weiße Zaunrübe wurde in früherer Zeit als abführendes und rheumatisches Mittel benutzt. Heute setzt man Bryonia in der homöopathischen Anwendung häufig bei akuten Erkrankungen ein, was sie zu einem wichtigen Bestandteil der Hausapotheke macht. William Böricke († 1929, US-Homöopath) schrieb, es wirke „gut auf alle serösen Häute und die Eingeweide, die sie bekleiden". Damit sind die inneren Häute des Körpers gemeint, wie die Schleimhaut des Atemtrakts, des Verdauungstrakts und die Synovialhäute der Gelenke. Sehr empfehlenswert ist eine Behandlung mit Bryonia bei grippalen Infekten, die auf die Bronchien gehen und zu einer Entzündung führen, oder bei Schmerzen beim Bewegen der Gelenke, z. B. nach Verletzungen. Ein typisches Symptom ist das Schmerzempfinden bei jeder Bewegung. Bei zusätzlichem Fieber findet der Patient lediglich Erleichterung, wenn er fast reglos liegen bleibt.

Hauptsymptome

- Gelenkbeschwerden
- Kopfschmerzen
- Verletzungen wie Frakturen, Verrenkungen, Verstauchungen
- Verschlimmerung durch die geringste Bewegung
- Schmerzen zeichnen sich durch ein Stechen aus
- Symptome entwickeln sich meist langsam
- Kinder möchten nicht getragen oder angefasst werden
- Besserung/Linderung durch Druck

Gemüt

- Patient sehr reizbar aufgrund der Schmerzen; möchte in Ruhe gelassen werden

Körperliche Symptome

Körper:
- schmerzhafte Nackensteifigkeit
- Stiche und Steifheit im Rücken
- Rückenschmerzen; Verschlimmerung durch die geringste Bewegung

Kopf:
- Kopfschmerzen; Verschlimmerung durch Bewegung oder Bücken
- Stirn und Stirnhöhlen schmerzen
- Kopfschmerzen mit Schwindel

46

Augen:
- Das Bewegen der Augen verursacht einen gewissen Schmerz

Ohren:
- Meniere-Syndrom mit Schwindelgefühl vom Ohr her; mit Ohrgeräuschen, Dröhnen, Summen, Klingeln
- Schwindel; Verschlimmerung durch die geringste Bewegung

Nase:
- Schnupfen mit einschießenden, anhaltenden Stirnkopfschmerzen

Atmung/Atemwege:
- Erkältung wandert zu den Bronchien hinab
- trockener, schmerzhafter Husten; Patient hält sich die Brust fest; Verschlimmerung durch Bewegung oder durch Essen
- Stiche in der Brust beim Husten und beim Atmen
  (Achtung: Solche Beschwerden müssen aber grundsätzlich von einem Arzt untersucht und die Lunge abgehört werden, da dies auf eine Lungenentzündung hinweisen kann!)

Im Vergleich

Auch Rhus toxicodendron (s S. 69) ist ein homöopathisches Mittel gegen Gelenkschmerzen. Die genaue Beobachtung der Modalität der Bewegung wird Sie zur richtigen Mittelwahl führen. Während Patienten im Bryonia-Zustand eine Verschlimmerung durch die kleinste Bewegung empfinden, neigen Patienten im

Rhus-toxicodendron-Zustand dazu, sich bewegen zu müssen, um somit Erleichterung zu finden. Sollte die Symptomatik nicht eindeutig sein, kann der Patient zwei Globuli Rhus toxicodendron und zwei Globuli Bryonia auf einmal nehmen. Diese beiden Mittel ergänzen sich sehr gut.

Dosierung: zwei Globuli pro Tag

Chamomilla

Hierbei handelt es sich um die bekannte Kamille, die den meisten in Form von Tee vertraut ist. Das allbekannte Volksheilmittel ist in Europa und Asien heimisch.

Chamomilla sollten Sie in die Hausapotheke aufnehmen, da es als Schmerzmittel äußerst wirksam ist. Das Hauptsymptom, das für die Einnahme von Chamomilla spricht, ist die Überempfindlichkeit gegenüber Schmerzen. Oft steht das „Jammern" des Patienten nicht im Verhältnis zu der Erkrankung und das Verhalten wirkt meist übertrieben. Vielen Angehörigen mag der Ausspruch „Nun stell dich nicht so an" auf der Zunge liegen, aber der Patient empfindet die Beschwerden tatsächlich als unerträglich.

In potenzierter Form ist Chamomilla ein wundervolles Mittel in der Kinderheilkunde. Es hilft kleinen Kindern durch den Prozess der Zahnung; Zahnungsbeschwerden und damit verbundene Bauchkoliken verschwinden hierdurch sehr rasch.

Hauptsymptome

- Unübertroffene Überempfindlichkeit gegenüber Schmerzen – Schmerzen sind unerträglich
- bei Kindern:
  - ▷ Zahnungsbeschwerden
  - ▷ Bauchschmerzen
  - ▷ Durchfall
  - ▷ Ohrenschmerzen

Gemüt

- große Reizbarkeit, die sich bis zur Feindseligkeit steigern kann, als seien die Nerven bloßgelegt
- Übellaunigkeit, Ruhelosigkeit zusammen mit kolikartigen Schmerzen
- zornige Kinder, die während des Schreiens die Luft anhalten (z. B. um etwas zu erhalten, was sie unbedingt haben wollen)

Körperliche Symptome

Ohren:
- akute oder chronische Mittelohrentzündung mit starken, unerträglichen Schmerzen
- Verschlechterung durch jegliche Berührung
- Verschlimmerung durch Wind
- stechende Schmerzen
- Kinder schreien heftig vor Ohrenschmerzen

Mund und Zähne:
- unerträgliche Zahnschmerzen
- Schwierige Zahnung, Zähne brechen nicht hervor
- zahnende Kinder mit heftigen Schmerzen, die sich nicht beruhigen lassen, auch nicht nachts

Abdomen/Bauchraum:
- Kolik mit aufgetriebenem Bauch; verbunden mit Schmerzen; Verschlimmerung durch Berührung
- Kolik auch während des Zahnens
- Blähungen und Bauchschmerzen bei Säuglingen und Kindern; sie biegen sich nach hinten durch, schreien zornig und sind untröstlich
- Durchfall während des Zahnens, Stuhlgang (dieser hat eine Form wie „gehackter Spinat" oder wie Eier)

Urogenitalbereich:
- Schwere, unerträgliche Dysmenorrhö (Menstruationsbeschwerden, Krämpfe); Schmerzen strahlen in den Oberschenkel aus

Atemwege/Atmung:
- Anhalten des Atems bei zornigen Kindern

Im Vergleich

Bei Säuglingen und Kleinkindern ist es manchmal schwierig zu unterscheiden, ob Chamomilla oder Pulsatilla das passende Mittel sein soll, wenn es um Ohrenschmerzen geht. Hinweise zur richtigen Wahl sind in der Ursache des Verhaltens der Kinder und in der Intensität zu finden: Bei sehr intensivem Schreien und dem Verdacht auf starke Schmerzen ist Chamomilla vorzuziehen.

Anmerkung

– Es ist grundsätzlich nicht empfehlenswert, Medikamente oder auch Pflanzenauszüge in Form von Tees ohne vorhandene Erkrankung einzunehmen. Jede Pflanze, jede Arznei hat eine Wirkung auf den Körper; eine „Überdosis" in Form von Tee, Wickel oder Umschlag kann dazu führen, dass sie bei entsprechenden Symptomen nicht mehr wirken. Im Gegenteil: Tees können, wenn sie regelmäßig getrunken werden, eine schädliche Wirkung auf den Organismus ausüben. Es sollten also nur solche getrunken werden, die keine Heilkraft besitzen und somit keinen Einfluss auf den Körper haben, wie Orangenblütentee.

Dosierung: zwei Globuli pro Tag
Beispiel: bei heftigen Zahn- oder Bauchschmerzen zwei Globuli in einem Glas Wasser auflösen, alle 15–30 Minuten einen Teelöffel von dieser Lösung nehmen, bis die Beschwerden deutlich besser geworden sind.

Dulcamara

Dulcamara heißt übersetzt „Bittersüßer Nachtschatten". Diese Pflanze hat wunderschöne, recht zierliche Blüten und gehört zur Familie der Nachtschattengewächse. Ihre Früchte, kleine rote Beeren, sind äußerst giftig. Bittersüß fand bereits in der chinesischen Medizin und zu römischen Zeiten Anwendung. In der Volksmedizin wurde dieses Mittel auf Warzen aufgelegt oder von einigen Heilern zum Entgiften benutzt. Sebastian Kneipp,

Erfinder und Namensgeber der Kneipp-Medizin, nutzte diese Pflanze bei Rheumabehandlungen, um die Ausscheidungen bei der Entgiftung zu erhöhen.

Als Bestandteil der Hausapotheke eignet es sich hervorragend bei Beschwerdebildern infolge von feuchter Kälte, besonders bei einer Blasenentzündung oder bei Heuschnupfen.

Hauptsymptome

- Blasenentzündung, die ausgelöst wurde durch Unterkühlung (z. B. nach dem Sitzen auf kaltem, feuchtem Boden; durch bauchfreie Bekleidung oder nach dem Waten in kaltem Wasser) mit häufigem, schmerzhaftem Harnlassen
- Die Kälte kann neben einer Blasenentzündung auch Durchfall auslösen
- Heuschnupfen, der sich gegen Ende des Sommers oder bei feuchtkalter Witterung im Herbst verschlimmert

Körperliche Symptome

Nase:
- Verstopfung bei nasskaltem Wetter, vor allem wenn die Abende kalt werden (z. B. im Herbst)
- Heuschnupfen, der zum Herbst hin beginnt bzw. sich verschlimmert

Harntrakt:
- häufiges Harnlassen
- schmerzhaftes Harnlassen

- Häufiger Harndrang, Urin tröpfelt nur heraus
- Harndrang, verursacht durch wenige Tropfen
- Schleim im Urin durch eine Entzündung
- Es kann auch zu Beginn der Blasenentzündung zu einer Harnverhaltung kommen
- Blasenkrämpfe
- das Gefühl, den Urin während dieser Entzündung nicht mehr halten zu können

Dosierung: zwei Globuli pro Tag

Ferrum phosphoricum

Dieses homöopathische Mittel wird aus einem Mineral gewonnen, dem sogenannten „Vivianit", benannt nach seinem Entdecker John Henry Vivian (1785–1855), das sich in Eisenlagerstätten, in Erdschichten bildet und auf der ganzen Erde zu finden ist. Durch chemische Verfahren wird es schließlich in Ferrum phosphoricum umgewandelt.

Hahnemann schrieb, dass Eisen eines der wohltätigsten Metalle der Arzneikunde sei und man es in vielen Zubereitungen und Formen anwenden könne. Insbesondere auf das Blut habe es großen Einfluss. Eisen kommt eine lebenswichtige Funktion zu, denn in den roten Blutkörperchen, dem Protein „Häm" vom Hämoglobin (roter Blutfarbstoff), übernimmt das Eisen den Sauerstofftransport im Blut. Zu viel Eisen hat eine giftige Wirkung, deshalb sollte eine Zufuhr nur nach strenger Indikation genommen werden. Die potenzierte Form hat nichts mit dem zwei- oder dreiwertigen Eisen gemein.

Ferrum phosphoricum gehört in die Hausapotheke, weil es eine gute Wirkung bei fieberhaften Zuständen über 39 °C hat. Ferrum phosphoricum ist auch für Senioren bei grippalen Erkrankungen empfehlenswert, wo der Organismus – insbesondere der Kreislauf – durch anhaltendes, hohes Fieber geschwächt ist.

Hauptsymptome

- Hohes Fieber, meist über 39 °C und höher

Körperliche Symptome

Fieber:
- Fieber, meist verbunden mit
  ▷ Angina
  ▷ Mandelentzündung
  ▷ Rachen- und Kehlkopfentzündung
  ▷ Mittelohrentzündung
  ▷ beginnender Bronchitis mit hartem, trockenem, schmerzhaftem Husten (auch bei kleinen Kindern)

Im Vergleich

Zu Beginn des Fiebers ist zu entscheiden, ob Belladonna, Aconitum oder Ferrum phosphoricum als passendes Mittel verabreicht wird. Im Vergleich zu Belladonna oder Aconitum ist der Patient, der Ferrum phosphoricum einnehmen soll, ungewöhnlich ruhig. Das Allgemeinbefinden ist im Großen und Ganzen weniger beeinträchtigt; Kinder können selbst bei Fieber zufrieden spielen.

Anmerkung
- Fieber ist kein Symptom, das mit aller Gewalt beseitigt werden muss, sondern hat eine heilende Wirkung, da viele Erreger durch die erhöhte Temperatur abgetötet werden. Somit stellt Fieber eine Schutzreaktion des Körpers dar, um die in den Körper gelangten Viren, Bakterien oder sonstigen Erreger zu vernichten. Je schneller die Temperatur steigt, umso zahlreicher oder aggressiver ist der Erreger. In anderen Ländern, wie etwa in Indien, hat Fieber nicht solch einen negativen Stellenwert.

Hierzulande wird oft Kindern bereits bei Fieber um 38 °C ein Paracetamol-Zäpfchen gegeben. Abgesehen davon, dass Paracetamol die Leber- und Nierenzellen schädigt, wird mit dieser Behandlung der Selbstheilungsprozess vermindert bzw. aufgehoben. Aber gerade bei Kindern ist es wichtig, den Organismus zu unterstützen und beim Aufbau des Immunsystems zu helfen. Fieber ist ein wichtiger Prozess für das Immunsystem. Wenn ein Kind nicht gefährdet erscheint, regelmäßig Fieberkrämpfe zu bekommen, ist es sehr ratsam, die Zäpfchen nur für den äußersten Notfall aufzubewahren und den Heilungsverlauf zu unterstützen und nicht zu unterbinden, da Paracetamol lediglich das Fieber senkt, aber nicht die Grunderkrankung heilt. So sollte bei Fieber darauf geachtet werden, dass der Körper die nötige Ruhe erhält, die er braucht, damit er sich von selbst wieder erholen kann – so wie es in früheren Zeiten üblich war.

(ACHTUNG: Bei sehr hohem oder lang anhaltendem Fieber muss jedoch unbedingt ein Krankenhaus aufgesucht oder ein Arzt eingeschaltet werden!)

Dosierung: zwei Globuli einmalig bei Fieber über 39 °C

Hepar sulfuris

Die Kalkschwefelleber wird aus Schwefelblumen und den inneren Bestandteilen der Austernschale gewonnen.

Grundsätzlich sollte Hepar sulfuris bei grippalen Infekten, die sich im Rachen- und/oder Kehlkopfbereich festsetzen, eingesetzt und daher in die Hausapotheke aufgenommen werden. Hepar sulfuris gehört zu den drei Mitteln, die bei einem Krupp-Anfall gut helfen. Das Symptom, das die Einnahme von Hepar sulfuris verlangt, ist ein heiserer, trockener, teilweise rasselnder, krächzender Husten, der zumeist von Schmerzen im Kehlkopfbereich begleitet wird. Oft bildet sich viel Schleim, der nicht „abgehustet" werden kann.

Hauptsymptome

- Stechende Schmerzen im Kehlkopfbereich beim Schlucken
- Das Gefühl, ein Splitter im Hals zu haben, der sich nicht „wegschlucken" lässt
- Schwellung der Halslymphknoten
- Patient friert viel, Kälte kann nicht ertragen werden
- Erkältungen gehen sehr oft in eine Mittelohrentzündung über (vor allem bei Kindern), die äußerst schmerzhaft ist
- Empfindlichkeit der Ohren kaltem Wind gegenüber
- Eiterungsneigung im Hals-, Nasen-, Rachen- und Bronchienbereich

Körperliche Symptome

Augen:
- eitrige Bindehautentzündung mit starker Absonderung
- Empfindlichkeit gegenüber Luft und Berührung
- Lichtempfindlichkeit

Nase:
- dauerndes Niesen mit laufender Nase bei kaltem Wind
- dicke Absonderungen
- Heuschnupfen
- Verstopfung mit reichlichen Absonderungen

Innerer Hals:
- stechende Schmerzen beim Schlucken
- Splitter- und Kloßgefühl im Hals
- Schmerzen können bis zu den Ohren ausstrahlen
- viel Hochräuspern von Schleim
- Heiserkeit
- geschwollene, vereiterte Mandeln

Atmung/Atemwege:
- trockener, heiserer Husten
- Krupp mit lockerem, rasselndem Husten
- Starker Husten, Herzklopfen, Patient hat Angst zu ersticken

Dosierung: zwei Globuli pro Tag

Ignatia

„Bitterignatz" wird aus Samenkernen, den Ignatiusbohnen, gewonnen. Die Jesuiten entdeckten diese 1699 auf den philippinischen Inseln und benannten sie nach Pater Ignatius. Die Bohnen enthalten die Nervengifte Strychnin und Brucin, die bereits in geringer Menge zum Erstickungstod führen. Erst durch die Bearbeitung des Menschen verliert die Pflanze ihre Giftigkeit und kann somit als Heilmittel eingesetzt werden. So betonte auch Hahnemann: „Erst durch des Menschen Hinzutun wird die Heilkraft freigesetzt."[9]

Strychnin ist in seiner natürlichen Form ein tötendes Nervengift, wohingegen es in der homöopathischen Aufbereitung gerade im Nervensystem wunderbar hilft. Patienten mit psychosomatischen Symptomen sollten stets durch einen Therapeuten behandelt werden – lediglich Patienten, die Ignatia benötigen, bilden hier eine Ausnahme. Ignatia wurde in das Sortiment der Hausapotheke aufgenommen, da es sich eben bei akutem oder länger anhaltendem Kummer als äußerst hilfreich herausgestellt hat. Nicht gemeint ist der Trauerzustand nach einem Schockerlebnis, wie nach dem Verlust eines kürzlich verstorbenen Angehörigen oder nach einer Trennung, denn dieser Zustand stellt eine ganz natürliche Reaktion dar. Bei Patienten im Ignatia-Zustand ist die Trauer in einen pathologischen Zustand übergegangen und hat bereits körperliche Symptome hervorgerufen. Oft lassen diese Patienten die Trauer kaum zu und versuchen weiterzuleben, als sei nichts geschehen. Nach einiger Zeit zeigt sich jedoch, dass die Trauer im Körper festsitzt, z. B. als „Kloß" im Hals. Es geschieht öfter, dass die Gabe von Ignatia ein starkes Weinen und Schluchzen auslöst.

Hauptsymptome

- Nervös, besorgt, verkrampft
- Menschen, die seelisch oder körperlich intensiv leiden
- Erkrankung, ausgelöst durch Kummer, Enttäuschung oder Kränkung – allein die Erinnerung daran löst Beschwerden aus
- Erkrankung (z. B. Schwindel), ausgelöst durch Schock, die seither bei Ärger oder Zorn wiederkehrt
- Abneigung gegen Tabak
- Allgemeine Erschöpfung, Abgeschlagenheit, Mattigkeit
- Schlechte, traurige Träume

Gemüt

- Stimmungswechsel, mal zurückgezogen und weinerlich, mal lustig und überschwänglich
- Sucht die Abwechslung
- Traurig
- Seufzt und weint viel
- Leicht erregbar, reizbar, teilweise unhöflich
- Voller Zweifel

Körperliche Symptome

Kopf:
- schwerer Kopf
- fremde Empfindung im Kopf, eine Art Trunkenheit
- Kopfschmerzen nach Kummer

- Migräne mit *visueller Aura* (flimmernde Zickzacklinien im Gesichtsfeld, wobei die Buchstaben, auf die man blickt, unsichtbar werden, daneben aber alles erkannt wird)

Augen:
- brennende Augen

Innerer Hals:
- Kloßgefühl im Hals, das man nicht los wird (Globus hystericus)
- stechende Schmerzen im Hals
- Wundheitsgefühl
- Trockenheit

Abdomen/Bauchraum:
- Poltergeräusche im Darm
- kolikartige Schmerzen
- Blähungen; Völlegefühl direkt nach dem Essen

Magen:
- Krämpfe im Magen
- Gefühl von tiefem Herabsinken des Magens
- Übelkeit, eventuell mit Erbrechen
- Druckgefühl im Magenbereich; Völlegefühl

Dosierung: zwei Globuli pro Tag
Beispiel: Um Kummer zu heilen, der bereits einige Jahre zurückliegt, reicht die Gabe von Globuli mit einer C200-Potenz nicht aus. Länger zurückliegende Trauer drückt sich meist durch körperliche Symptome aus, und in diesem Fall muss mit einer bestimmten LM-Potenz gearbeitet und der Patient von einem guten Heilpraktiker für Homöopathie oder Arzt begleitet werden, da

60

nach der Einnahme die unterdrückten und nicht verarbeiteten Erlebnisse wieder an die Oberfläche kommen.

Ipecacuanha

Die Pflanze stammt aus Südamerika, Brasilien und Nicaragua und wird auf Deutsch „Brechwurz" oder auch „Brasilianische Wurzel" genannt. Sie wurde früher als Sirup zubereitet und wirkte als starkes Brechmittel. Dennoch ist auch bei dieser Pflanze Vorsicht geboten, denn die Wurzel ist äußerst giftig. Die Ureinwohner Brasiliens, die Tupi, nannten die Pflanze „i-pe-kaa-guene" – „Pflanze vom Wegesrand und die einen krankmacht".

Ipecacuanha wurde ein Teil der Hausapotheke, da es gut bei hochgradiger Übelkeit, mit oder ohne Erbrechen, angewendet werden kann. Typisches Symptom ist, dass nach dem Erbrechen keine Besserung eintritt. Gut wirkt Ipecacuanha auch bei Husten, der zum Erbrechen führt.

Hauptsymptome

- Hochgradige, dauerhafte Übelkeit mit Erbrechen – das Erbrechen bringt allerdings keine Erleichterung
- Übelkeit und Erbrechen während und nach dem Husten
- Erbrechen von Nahrung, Schleim, Galle
- Ekel vor Nahrungsmitteln, Geruch scheint unerträglich

61

Körperliche Symptome

Kopf:
- Erbrechen und Übelkeit, ausgelöst durch Kopfschmerzen

Augen:
- Übelkeit beim Anblick von sich bewegenden Dingen

Nase:
- Nasenverstopfung
- leichtes Nasenbluten mit Übelkeit

Mund und Zähne:
- reine Zunge trotz Übelkeit

Atmung/Atemwege:
- rasselnder Husten mit Übelkeit und Erbrechen, z. B. Keuchhusten, der mit Atemnot einhergeht

Abdomen/Bauchraum:
- Bauchschmerzen und -krämpfe, die zu Übelkeit führen

Magen:
- Gefühl, als ob der Magen schlaff herunterhängen würde

Im Vergleich

Bei Erbrechen oder Übelkeit aufgrund eines Magen-Darm-Infekts oder nach dem Essen ist Arsenicum auf jeden Fall vorzuziehen. Es heilt den Verdauungstrakt aus.

62

Dosierung: zwei Globuli pro Tag
Eventuell ist eine Notfallmischung notwendig: zwei Globuli in einem Glas Wasser auflösen, alle 15–30 Minuten einen Teelöffel von dieser Lösung nehmen, bis die Beschwerden deutlich besser geworden sind.

Ledum

Ledum, auch „Sumpfporst" genannt, ist eine giftige Pflanze und gehört zu den Heidekrautgewächsen. Sie verbreitet ein ätherisches Öl, dessen Geruch an Rosmarin erinnert, daher stammt auch die Bezeichnung „Wilder Rosmarin". Der Sumpfporst wächst bevorzugt auf Hochmooren und nassen kalkfreien Torfböden. Die Trockenlegung von Mooren hat dazu geführt, dass diese Pflanze in Deutschland nahezu ausgestorben ist; sie steht in vielen Ländern auf der Roten Liste der gefährdeten Arten. In der Böhmisch-Sächsischen Schweiz, in Tschechien, Skandinavien und im Baltikum ist sie noch zu finden. In früheren Zeiten wurde Ledum in Form von Abreibungen der Haut gegen Motten, Läuse und Krätze eingesetzt.

In diesem Bereich findet es auch heute noch seine Anwendung, allerdings nur noch in der Homöopathie. Ledum ist ein außerordentlich gutes Mittel bei Insektenstichen oder -bissen mit starker Schwellung und Entzündung und findet deswegen seinen Platz in der Hausapotheke. Die Reaktion des Körpers auf den Stich ist meist sehr heftig und tritt in Form einer großen Schwellung bzw. einer mehr oder weniger starken Rötung um den Stich herum auf. Vor allem im Sommer, während der Stechmückenzeit, hilft Ledum sehr gut und schnell, insbesondere bei Kindern.

Hauptsymptome

- Insektenstiche/-bisse mit starker Schwellung oder Entzündung (Rötung)
- Teilweise starker Juckreiz

Körperliche Symptome

Haut:
- Insektenstiche/-bisse mit starker Schwellung und/oder Entzündung
- starker Juckreiz
- Entzündungen nach Stichwunden, die zu eitern beginnen, z. B. durch einen eingetretenen Nagel oder Katzenbiss

Kopf:
- Beklemmungen, wenn der Kopf bedeckt ist

Augen:
- Wunde nach Prellungen
- Einblutungen in den Lidern

Nase:
- Brennen in der Nase

Mund:
- Trockenheit

Atemwege:
- Atemnot, Erstickungsgefühl, Beklemmungsgefühl, Kitzeln in der Kehle

Extremitäten:
- Nach Verstauchungen eines Gelenkes mit Schwellung und Bluterguss; Patient möchte die Füße gerne in kaltes Wasser tauchen

Dosierung: zwei Globuli pro Tag

Pulsatilla

Die Küchenschelle oder allgemein Kuhschelle ist als Pflanze giftig, da sie den Stoff Anemonol enthält. Wird sie getrocknet oder gekocht, verfliegt das Gift, das Anemonol wandelt sich in Anemonin und verliert in dieser Form seine Giftigkeit. Früher wurde Pulsatilla zum Schmerzstillen und bei Erschöpfungszuständen eingesetzt oder Gebärerinnen, die Angst vor der Geburt hatten, in Form von Tee verabreicht.

Pulsatilla ist von der Hausapotheke nicht wegzudenken, da es ein großes Konstitutionsmittel der Homöopathie darstellt. Es spricht besonders bei einem bestimmten Charakterbild gut an, das Hahnemann wie folgt beschreibt: Den Patienten im Pulsatilla-Zustand erkennt man daran, wenn „zugleich ein schüchternes, weinerliches, zu innerlicher Kränkung und stiller Aergerniß geneigtes, wenigstens mildes und nachgiebiges Gemüth im kranken zugegen ist, zumal, wenn er in gesunden Tagen gutmüthig und mild (auch wohl leichtsinnig und gutherzig schalkhaft) war".[10]

Pulsatilla ist auch ein gutes Mittel für Kinder, vor allem wenn sie umhergetragen werden und nicht in ihrem eigenen Bettchen schlafen möchten. Oftmals weinen sie, sobald sie aus den Armen gelegt werden. Pulsatilla hilft zudem bei Ohrenschmerzen und

Heuschnupfen, besonders wenn auch die Augen betroffen sind.

Hauptsymptome

- Fühlt sich im Freien besser, braucht frische Luft
- Weint leicht, braucht Mitgefühl, möchte nicht alleine sein
- Schwindelgefühl (Gefühl, als ob sich alles dreht, evtl. auch kurz nach dem Schließen der Augen); Verschlimmerung durch jede Bewegung
- Akute Erkrankungen:
  - ▷ Bindehautentzündung
  - ▷ Ohrenschmerzen
  - ▷ Heuschnupfen
  - ▷ Blasenentzündung
  - ▷ Bronchitis mit nächtlichem Husten, vor allem bei Kindern
  - ▷ Blähungskoliken, auch bei Säuglingen und Kleinkindern
- Kind braucht Körperkontakt; sobald es aus den Armen der Eltern gelegt wird, beginnt es zu weinen
- Kind mag nicht alleine in seinem Bettchen schlafen

Körperliche Symptome

Körper:
- Nackenschmerzen
- Schmerz zwischen den Schulterblättern, z. B. nach Überanstrengung

Kopf:
- Spannungskopfschmerzen, die vom Nacken ausgehen, verursacht durch Stress oder/und Verkrampfung der Nackenmuskulatur
- Kopfschmerzen mit Tränenfluss

Augen:
- Konjunktivitis (Bindehautentzündung) mit dicker, reichlicher, gelber Absonderung
- verklebte Lider, besonders morgens
- Juckreiz, Tränenfluss und Schmerzen in den Augen, ausgelöst durch entzündlichen oder allergischen Heuschnupfen
- Augen tränen und die Nase läuft gleichzeitig

Ohren:
- akute oder chronische Mittelohrentzündung
- pulsierende Ohrenschmerzen
- Ohrenschmerzen, vor allem nachts
- Hörminderung

Nase:
- Schnupfen und Niesen; Verschlimmerung im Freien, obwohl der Patient sich gerade im Freien besser fühlt
- milde Absonderungen aus der Nase (meist mit gleichzeitigem Tränenfluss oder Jucken in den Augen); Verschlimmerung morgens
- Nasenverstopfung, vor allem rechtsseitig

Abdomen/Bauchraum:
- Blähungen mit Kolik, auch bei Säuglingen
- Schwangerschaftsübelkeit

Urogenitalbereich:
- Blasenschmerzen, insbesondere gegen Ende der Harnentleerung
- häufiger Harndrang
- Schmerzen nach dem Harnlassen
- Amenorrhö, Ausbleiben der Regelblutung, vor allem bei jungen Mädchen

Atmung/Atemwege:
- Bronchitis mit Husten, durch den der Patient – speziell Kinder – nachts kaum schlafen kann
- allergisches Asthma (in Verbindung mit Heuschnupfen-Augen-Symptomen)

Im Vergleich

Bei Ohrenschmerzen haben wir, insbesondere für Kinder, drei gute homöopathische Mittel, die in diesem Buch beschrieben werden: Pulsatilla (s. S. 65), Chamomilla (s. S. 48) und Sulfur (s. S. 74).

Wenn Kinder Chamomilla benötigen, schreien sie und sind zum Teil zornig, da sie die Schmerzen nicht ertragen können, und es kann vorkommen, dass sie ihre Eltern von sich stoßen, da sie wegen der heftigen Schmerzen gar nicht berührt werden möchten. Wenn Kinder jedoch lediglich weinen, ohne zornig zu sein, einfach nur gerne festgehalten werden, dauernd getragen und nicht losgelassen werden möchten, benötigen sie Pulsatilla. Oft beginnen sie dann erneut, heftig zu weinen oder zu schreien. Ein Hinweis, dass Kinder Sulfur benötigen, ist, wenn die Ohrenschmerzen meist im Laufe eines grippalen Infektes mit Schnupfen einhergehen und sie nicht so gut hören. Sulfur hilft meist, wenn andere Mittel nichts bewirken.

Dosierung: zwei Globuli pro Tag

Rhus toxicodendron

Der „Giftsumach" ist ein in Nordamerika heimischer Strauch. Die bloße Berührung dieser Pflanze löst bereits eine Reaktion am Körper aus. Berührt man mit der kontaminierten Hand ein Auge, wird auch dieses gereizt; innerlich führt sie zur Reizung der Mundschleimhaut, Magen-Darm-Reizungen sowie Schwindel und Kopfschmerzen. Rhus toxicodendron ist die Pflanze mit dem wohl höchsten allergischen Faktor – jedoch nicht in potenzierter Form. Ihre Wirkungsweise in der Homöopathie, z. B. bei Rückenschmerzen, ist unübertrefflich, und daher stellt sie einen Teil der Hausapotheke dar.

Rhus toxicodendron wird bei Patienten vorwiegend für akute Rücken- und Gelenkschmerzen angewandt, die vor allem durch Überanstrengung, Überheben, Verrenkungen oder durch Kälte ausgelöst wurden, etwa bei einem akuten „Hexenschuss" (Lumbago) infolge von kaltem Wind oder Zugluft.

Allgemein hilft Rhus toxicodendron auch bei einer Grippe, bei der der Patient heftige Gliederschmerzen und teilweise auch Fieber aufweist. Der Patient zeichnet sich durch den Drang aus, sich fortwährend bewegen zu müssen. Im Bett wechselt er permanent die Lage, um so Erleichterung zu finden.

Hauptsymptome

- Rücken- und Gelenkschmerzen, ausgelöst durch Überanstrengung, Überheben, Verrenkungen oder Kälte
- Verschlimmerung
  - ▷ durch kaltes, nasses Wetter
  - ▷ durch Zugluft
  - ▷ durch Überanstrengung
  - ▷ morgens, beim Aufstehen

69

- Allgemeine Besserung durch Bewegung oder Wärme (heißes Bad oder warmes Wetter)
- Extreme Unruhe
- Unruhiger Schlaf durch Schmerzen

Körperliche Symptome

Körper:
- Schmerzen im Lendenbereich mit Ischias
- steife Halswirbelsäule, trotzdem Drang, den Kopf zu bewegen
- Schmerzen zwischen den Schulterblättern
- Gelenkschmerzen, akut und chronisch
- Muskelzerrungen/-entzündungen
- Sehnenverletzungen

Haut:
- Gürtelrose mit heftigen Schmerzen, die einen ruhelos umherlaufen lassen

Kopf:
- Kopfschmerzen, die sich bei einem Wetterwechsel oder Sturm verschlimmern
- Kopfschmerzen bei Grippe

Nase:
- rote Nasenspitze
- eventuell Ausschlag an der Nasenspitze

Mund und Zähne:
- Fieberbläschen an der Lippe
- Schmerzen im Kiefergelenk

Innerer Hals:
- Kehlkopfentzündung und Heiserkeit durch Überanstrengung der Stimme (z. B. durch Singen oder nach einem Vortrag) – dennoch das Gefühl von Besserung durch Sprechen

Urogenitalsystem:
- Einnässen, vor allem bei Jungen

Im Vergleich

Um unterscheiden zu können, ob bei einer Erkrankung oder Verletzung Rhus toxicodendron oder Bryonia (s. S. 45) eingenommen werden soll, müssen Sie Folgendes beobachten: Patienten im Rhus-toxicodendron-Zustand haben stets den Drang, sich zu bewegen. Sie erhoffen sich so eine Linderung der Beschwerden. Patienten im Bryonia-Zustand hingegen spüren eine Besserung bei Ruhe und Schmerz bei jeder Bewegung. Zum Beispiel haben einige Patienten bei Fieber starke Gliederschmerzen, wodurch bei ihnen das Bedürfnis ausgelöst wird, sich im Bett dauernd zu bewegen, um eine Linderung zu erfahren. Das ist ein klares Anzeichen, dass Rhus toxicodendron eingenommen werden sollte. Bryonia dagegen sollte dann eingenommen werden, wenn der Kranke bei Fieber und Gliederschmerzen eher das Bedürfnis verspürt, absolut regungslos liegen zu bleiben, da er in diesem Zustand am wenigsten Schmerzen verspürt.

Anmerkung

- Rhus toxicodendron ist ein bewährtes Mittel bei Gicht, Arthritis und Arthrose. Allerdings sind dies chronische

71

Erkrankungen, bei denen Sie einen Heilpraktiker für klassische Homöopathie bzw. Arzt aufsuchen sollten.

Dosierung: zwei Globuli pro Tag
Bei ungenauer Symptomatik können auch je zwei Globuli Rhus toxicodendron und Bryonia gleichzeitig eingenommen werden. Diese beiden Mittel ergänzen sich sehr gut.

Spongia tosta

Hierbei handelt es sich um einen Meeresschwamm, Spongia officinalis, der im Mittelmeer, Roten Meer und im Atlantik zu finden ist. Durch das Rösten des Tierstockes erhält man ein Produkt, wodurch schließlich die homöopathische Tinktur „Spongia tosta" gewonnen wird. Früher wurde er bei Skorbut (Vitamin-C-Mangel-Erkrankung) und Schilddrüsenerkrankungen eingesetzt.

Spongia tosta ist bei Husten und Krupp – und somit für die Hausapotheke – unentbehrlich. Der bellende und trockene Husten verschlimmert sich meist in der Nacht, oft kommt noch Heiserkeit hinzu. Gerade Kinder werden, bedingt durch die Atemnot, unruhig und ängstlich.

Hauptsymptome

- Trockener, kruppartiger Husten, der aus dem Kehlkopfbereich oder tief aus den Bronchien kommt
- Verschlimmerung in warmen Räumen
- Verbesserung durch Essen und Trinken

Körperliche Symptome

Innerer Hals:
- Zusammenschnürungsgefühl mit Trockenheit im Hals
- stechende und brennende Schmerzen
- kitzelnder Husten
- Drang, sich zu räuspern
- Heiserkeit

Atmung/Atemwege:
- starke Trockenheit aller Luftwege
- Husten trocken, bellend, hohl, kruppartig
- Krupp schlimmer beim Einatmen
- Atmung kurz und keuchend
- pfeifender Husten
- unaufhaltsamer Husten aus einer tiefen Stelle der Brust, die schmerzt, als wäre alles wund
- langsames, tiefes Einatmen mit Erschöpfung
- Engegefühl in der Brust

Dosierung: zwei Globuli pro Tag
Beispiel: Speziell für Krupphusten gibt es eine Triade: Aconitum (s. S. 26), Spongia tosta und Hepar sulfuris (s. S. 56), in genau dieser Reihenfolge. Wenn ein Kruppanfall sehr plötzlich kommt (vor 24 Uhr) und der kleine Patient große Angst hat (oft haben Kinder, die bereits Kruppanfälle erlebt haben, schon Panik vor dem nächsten Husten, der den Krupp erst recht ernährt), wird eine Gabe Aconitum gegeben, sofort danach Spongia tosta und nach 15 Minuten schließlich Hepar sulfuris.

Sulfur

Sulfur ist die lateinische Übersetzung für Schwefel. Schwefel ist Bestandteil aller Zellen in allen Lebewesen und befindet sich in den Aminosäuren und Enzymen. Er ist für alle Organismen lebensnotwendig. Schwefel steckt in der Erdhülle und kommt in der Natur in Lagerstätten in Sizilien, Polen, Irak und Amerika vor. Des Weiteren findet man ihn in fossilen Brennstoffen wie Erdöl, Erdgas und Kohle.

Sulfur wird sowohl in der chemischen Industrie als auch in der Medizin eingesetzt. Er reizt die Darmschleimhaut und regt die Bewegungen des Darms an. Daher fand er früher Verwendung als Abführmittel und äußerlich bei Hauterkrankungen wie Akne, Ekzemen, Krätze, wobei man ihn auf die betroffenen Stellen legte. In der Homöopathie wird er bei diesen Erkrankungsformen immer noch verwendet, allerdings nicht als Auflage, sondern in potenzierter Form zur innerlichen Anwendung.

In der Hausapotheke darf Sulfur auf keinen Fall fehlen, da seine Wirkung bei brennenden Rachen- und Halsschmerzen sowie bei Erkrankungen der Atemwege äußerst groß ist. Sulfur zeichnet sich durch ein tiefes Wirkungsspektrum des gesamten Atemtraktes aus; dazu gehören die Lunge, die Bronchien, die Luftröhre, der Kehlkopf, der Rachen und die Nase mit ihren Nebenhöhlen.

Ferner hat Sulfur eine große Wirkung auf die Haut. Jeglicher Juckreiz kann durch die Gabe von Sulfur gelindert werden.

Hauptsymptome

- Erkrankung der Atemwege
- Juckende Haut mit und ohne Ausschlag

- Brennende Schmerzen
- Verschlimmerung vor allem nachts
- Allgemeine Verschlimmerung im Stehen (das Stehen ist für Patienten im Sulfur-Zustand die schlimmste Haltung), z. B. bei Rückenschmerzen oder Durchfall
- Abneigung gegen Wasser; geringes Bedürfnis, sich zu waschen
- Starkes Schwitzen, meist an den Füßen, wodurch ein übel riechender Schweißgeruch entsteht
- Hitzewallungen

Körperliche Symptome

Körper:
- ein Gefühl von Schwäche im Rücken, das das Stehen kaum möglich macht
- Brennen zwischen den Schulterblättern
- Nackenschmerzen bis in den Kopf, Nackensteifigkeit
- Schmerzen in der linken Schulter, auch nachts im Liegen
- heiße, schweißige Hände
- schwitzige Füße mit übel riechendem Schweiß
- starkes Verlangen nach Süßigkeiten

Haut:
- Hautausschläge mit starkem Jucken und Brennen
  - Verschlimmerung nachts
  - Verschlimmerung durch Bettwärme
- Wolle auf der Haut nicht ertragbar

Kopf:
- Kopfschmerzen; besonders am Wochenende

- brennende Schmerzen, die durch Kälte besser werden
- Unerträglich juckende Kopfhaut, weder Waschen noch Kratzen bringt Erleichterung
- Hautausschläge am Kopf, meist am Haaransatz

Augen:
- brennende, trockene Augen
- Empfindung von Hitzegefühl in den Augen
- Lidränder brennen
- trockener Eiter an den Wimpern

Ohren:
- Mittelohrentzündung mit Ohrgeräuschen, bedingt durch katarrhalischen Infekt (Entzündung der Schleimhäute: Nase, Rachen, Bronchien mit Schleimabsonderung)
- Hörminderung

Nase:
- chronischer, trockener Schupfen, eventuell Blutschnauben
- Heuschnupfen
- Meist beginnt der Schnupfen nach brennenden Halsschmerzen
- Nasenpolypen

Abdomen/Bauchraum:
- aufgebläht
- Druckempfindlichkeit mit Schmerzen im Oberbauch
- Völlegefühl, übel riechende Blähungen
- Hämorrhoiden, die stark brennen und jucken

Magen:
- Sodbrennen, saures Aufstoßen

Urogenitalbereich:
- Blasenentzündung mit brennenden Schmerzen
- Brennen während des Harnlassens und lange danach
- häufiges nächtliches Harnlassen

Atmung/Atemwege:
- beginnende Bronchitis mit Brennen in den Bronchien
- Druckgefühl auf der Brust, wodurch ein Angstgefühl ausgelöst werden kann
- trockener Husten; Verschlimmerung nachts
- vernachlässigte Bronchitis, verschleppte Atemwegserkrankung

Im Vergleich

Es ist mancherorts üblich geworden, bei Halsschmerzen grundsätzlich Belladonna (s. S. 41) zu verabreichen. Dies mag in manchen Fällen richtig sein, aber nicht so häufig wie angenommen. „Ähnliches heilt Ähnliches" – nur wenn die Halsbeschwerden dem Krankheitsbild eines Belladonna-Patienten zugeordnet werden können, macht es Sinn, es auch anzuwenden.

Anmerkung

Gerade bei Kindern, die schon sehr viele Bronchitiden durchgemacht haben und eine große Menge Antibiotika nehmen mussten, leistet Sulfur wertvolle Hilfe. Beachten Sie aber bitte auch hier, dass bei chronischen Krankheiten unbedingt die Meinung eines Facharztes eingeholt werden sollte.

Dosierung: zwei Globuli pro Tag

Repertorium

Alphabetische Reihenfolge der Krankheiten und die passenden Mittel dazu:

Allergische Reaktion mit Anschwellung im Halsbereich – Quincke-Ödem
- Apis

Amenorrhö:
- Pulsatilla

Aphten:
- Arsenicum album

Arthritis, akut:
- Belladonna atropa
- Rhus toxicodendron

Asthma, allergisch:
- Pulsatilla

Bauch, aufgetrieben:
- Chamomilla
- Sulfur

Bauchschmerzen:
- Aconitum napellus
- Arsenicum album
- Chamomilla

- Ipecacuanha
- Sulfur

Bindehautentzündung:
- Aconitum napellus
- Apis
- Arsenicum album
- Pulsatilla
- Sulfur

Blähungen:
- Chamomilla
- Ignatia
- Pulsatilla
- Sulfur

Blasenentzündung:
- Aconitum napellus
- Apis
- Belladonna atropa
- Dulcamara
- Pulsatilla
- Sulfur

Brennende Augen:
- Arsenicum album
- Sulfur

Bronchitis:
- Aconitum napellus
- Hepar sulfuris
- Pulsatilla
- Sulfur

Druckschmerz in der Magengegend:
- Ignatia

Durchfall:
- Arsenicum album
- Chamomilla
- Dulcamara

Einschnürungsgefühl im Hals:
- Belladonna atropa

Ekzem:
- Apis
- Sulfur

Engegefühl in der Brust:
- Aconitum napellus
- Ledum
- Spongia tosta
- Sulfur

Entzündung eines Gelenkes, akut:
- Belladonna atropa
- Bryonia alba
- Ledum
- Rhus toxicodendron

Erbrechen:
- Aconitum napellus
- Arsenicum album
- Ignatia
- Ipecacuanha

Extremitäten, kalt:
- Arsenicum album
- Belladonna atropa

Fieber:
- Aconitum napellus
- Belladonna atropa
- Bryonia alba
- Ferrum phosphoricum
- Rhus toxicodendron

Fieberkrampf:
- Belladonna atropa

Fotophobie:
- Aconitum napellus
- Arsenicum album

Fremdkörper im Auge:
- Arnica montana

Gastritis:
- Aconitum napellus
- Arsenicum album
- Sulfur

Gelenkschmerzen:
- Aconitum napellus
- Bryonia alba
- Chamomilla
- Rhus toxicodendron
- Sulfur

Gürtelrose:
- Rhus toxicodendron

Hämatom (blaue Flecken):
- Arnica montana
- Ledum

Hämorrhoiden:
- Arsenicum album
- Sulfur

Halsschmerzen:
- Aconitum napellus
- Apis
- Belladonna atropa
- Hepar sulfuris
- Ignatia
- Spongia tosta
- Sulfur

Harndrang, häufig:
- Pulsatilla
- Sulfur

Harndrang, vor allem nachts:
- Sulfur

Haut, juckend:
- Apis
- Ledum
- Sulfur

Hautausschläge, vor allem am Kopf:
- Sulfur

Heiserkeit:
- Belladonna atropa
- Hepar sulfuris
- Rhus toxicodendron
- Spongia tosta

Heuschnupfen:
- Dulcamara
- Hepar sulfuris
- Pulsatilla
- Sulfur

Hörminderung bei Mittelohrentzündung:
- Pulsatilla
- Sulfur

Husten, bellend:
- Belladonna atropa
- Spongia tosta

Husten, vor allem nachts:
- Pulsatilla
- Sulfur

Husten, schleimig, rasselnd:
- Hepar sulfuris

Husten, rasselnd, der zum Würgen oder Erbrechen führt:
- Ipecacuanha

Husten, trocken:
- Aconitum napellus
- Bryonia alba
- Spongia tosta
- Sulfur

Husten, schmerzhaft in der Brust:
- Aconitum napellus
- Bryonia alba
- Ferrum phosphoricum
- Spongia tosta
- Sulfur

Insektenstich:
- Apis
- Ledum

Ischias:
- Rhus toxicodendron

Kehlkopfentzündung (Laryngitis):
- Aconitum napellus
- Hepar sulfuris
- Rhus toxicodendron

Keuchhusten:
- Belladonna atropa
- Ipecacuanha
- Ledum

Kiefergelenkschmerzen:
- Rhus toxicodendron

Kinder, Erkrankungen bei:
- Atem anhalten bei zornigen Kindern: Chamomilla
- Bauchschmerzen und Blähungen bei Säuglingen: Pulsatilla
- Blähungskoliken und Bauchschmerzen bei Säuglingen: Chamomilla
- Fieberkrampf: Belladonna atropa
- nächtlicher Husten, der vom Schlafen abhält: Pulsatilla
- schmerzhafter, harter, trockener Husten: Ferrum phosphoricum
- Zahnungsschmerzen, -probleme: Chamomilla

Kloßgefühl im Hals:
- Hepar sulfuris
- Ignatia
- Sulfur

Kolik:
- Aconitum napellus
- Chamomilla
- Ignatia
- Ipecacuanha
- Pulsatilla

Kopfschmerzen:
- Aconitum napellus
- Bryonia alba
- Ignatia
- Ipecacuanha
- Pulsatilla
- Rhus toxicodendron
- Sulfur

Kopfschmerzen bei Fieber:
- Aconitum napellus
- Arsenicum album
- Belladonna atropa
- Bryonia alba
- Rhus toxicodendron

Kopfschmerzen bei Stirn- und Nasennebenhöhlen-entzündung:
- Belladonna atropa
- Hepar sulfuris

Kreuzschmerzen:
- Belladonna atropa
- Bryonia alba
- Rhus toxicodendron
- Sulfur

Krupp:
- Aconitum napellus
- Hepar sulfuris
- Spongia tosta

Lichtempfindlichkeit der Augen:
- Aconitum napellus
- Arsenicum album

Magenkrämpfe:
- Ignatia

Magenschleimhautentzündung:
- Aconitum napellus
- Arsenicum album

Magenschmerzen:
- Aconitum napellus

Mandelentzündung (Tonsillitis):
- Aconitum napellus
- Apis
- Arsenicum album
- Belladonna atropa

Meniere-Syndrom:
- Bryonia alba
- Pulsatilla

Menstruationsbeschwerden (Dysmenorrhö):
- Belladonna atropa
- Chamomilla

Migräne:
- Ignatia
- Ipecacuanha

Mittelohrentzündung:
- Aconitum napellus
- Belladonna atropa
- Chamomilla
- Pulsatilla
- Sulfur

Mund, trocken:
- Aconitum napellus

Nackenschmerzen:
- Bryonia alba

- Pulsatilla
- Rhus toxicodendron
- Sulfur

Nackensteife:
- Bryonia alba
- Pulsatilla
- Rhus toxicodendron
- Sulfur

Nasenbluten:
- Arnica montana
- Ipecacuanha
- Ledum

Nasennebenhöhlenentzündung:
- Belladonna atropa

Nasenpolypen:
- Sulfur

Ohrenschmerzen:
- Aconitum napellus
- Belladonna atropa
- Chamomilla
- Hepar sulfuris
- Pulsatilla

Ohrgeräusche bei einer Mittelohrentzündung:
- Sulfur

Operation, danach:
- Arnica montana

Rachenentzündung (Pharyngitis):
- Aconitum napellus

Rückenschmerzen:
- Belladonna atropa
- Bryonia alba
- Rhus toxicodendron

Schluckbeschwerden bei allergischen Reaktionen:
- Apis
- Ledum

Schluckbeschwerden bei Halsweh:
- Arsenicum album
- Belladonna atropa
- Hepar sulfuris

Schnupfen:
- Arsenicum album
- Bryonia alba
- Hepar sulfuris
- Pulsatilla
- Sulfur

Schüttelfrost:
- Aconitum napellus
- Belladonna atropa

Schwangerschaftsübelkeit:
- Pulsatilla

Schwellung des Auges:
- Apis

Schwindel:
- Bryonia alba
- Pulsatilla

Sehnenverletzungen:
- Arnica montana
- Rhus toxicodendron

Sodbrennen:
- Aconitum napellus
- Arsenicum album
- Sulfur

Speiseröhre, brennend:
- Aconitum napellus
- Arsenicum album

Stichverletzungen aller Art:
- Ledum

Stirn- und Nasennebenhöhlenentzündung:
- Belladonna atropa
- Bryonia alba

Süßigkeiten, Verlangen nach:
- Sulfur

Tränenfluss
- Aconitum napellus
- Pulsatilla

Trauma am Auge:
- Arnica montana

- Ledum

Trockene Augen:
- Sulfur

Trockene Nase:
- Aconitum napellus
- Pulsatilla
- Sulfur

Trockener Hals:
- Ignatia
- Sulfur

Übelkeit:
- Arsenicum album
- Ignatia
- Ipecacuanha

Verlangen nach Süßigkeiten:
- Sulfur

Verletzungen aller Art:
- Arnica montana
- Bryonia alba
- Ledum

Verstopfte Nase:
- Aconitum napellus
- Arsenicum album (bei einem Gefühl von Verstopfung)
- Hepar sulfuris
- Ipecacuanha
- Pulsatilla

Völlegefühl:
- Ignatia
- Sulfur

Wundheitsgefühl im Hals:
- Hepar sulfuris
- Ignatia

Zahnbehandlung:
- Arnica montana

Zahnfleischentzündung:
- Aconitum napellus

Zahnschmerzen:
- Arnica montana
- Chamomilla

Zusammenschnürungsgefühl im Hals:
- Ignatia (bei einem Kloßgefühl)
- Spongia tosta

Häufig gestellte Fragen:

Ist der Glaube an die Homöopathie das Geheimnis der Heilkraft?

Sehr häufig höre ich Menschen sagen: „Wer dran glaubt, dem wird's schon helfen." Ist das wirklich so? Es ist richtig, der Glaube kann sehr viel bewirken. Aber reicht er alleine aus, um die Heilkraft der Homöopathie zu erklären?

Ich hatte zu Beginn meiner Praxistätigkeit eine Patientin zu einer Wirbelsäulentherapie bei mir. In manchen Fällen unterstütze ich die manuelle Therapie mit homöopathischen Mitteln, und so schlug ich auch dieser Frau vor, unterstützend zu arbeiten. Sie nahm die Globuli gerne an, denn sie erzählte mir, sie leite eine Landwirtschaft und habe in ihrem Verein für Nutztierhaltung einen Homöopathie-Kurs für Nutztiere belegt. Sie berichtete davon, wie begeistert sie diese Arznei an ihren Tieren einsetze. In ihrem schönen breiten Schwäbisch sagte sie zu mir: „Wisset Se, die moischte denket jo bloß, dass des hilft, wenn ma dra glaubt, aber i han von meinr Kuah, dera es richtig guat goht, no koi Antwort kriagt, ob se dra glaubt, wenn i ra dia Globuli geb."* Jeder kann sich vorstellen, dass ich schallend lachen musste, als ich das gehört habe. In der Tiermedizin ist es bereits üblich, Homöopathie mit großem Erfolg einzusetzen.

Auch bei Säuglingen finden homöopathische Mittel erfolgreich Anwendung. Ein Säugling kann nicht auf der Basis des Glaubens geheilt werden. Auch wenn sich das ein Elternteil sehr stark wünscht, hat das keinen Einfluss auf den Heilungsverlauf.

---

* *Übersetzung ins Hochdeutsche: „Wissen Sie, die meisten denken ja bloß, dass es hilft, wenn man dran glaubt, aber ich habe von meiner Kuh, der es richtig gut geht, noch keine Antwort bekommen, ob sie dran glaubt, wenn ich ihr die Globuli gebe."*

Die Wirksamkeit homöopathischer Anwendungen bei Tieren und Kindern zeigt ganz deutlich, dass der Placeboeffekt nicht mit dem Erfolg homöopathischer Behandlungen in Verbindung stehen muss.

In einigen medizinischen und pharmakologischen Zeitschriften erscheinen oftmals Studien, in denen die Wirksamkeit der potenzierten Arzneien geprüft wird. Dort werden homöopathische Mittel und Tabletten ohne Wirkstoff, die sogenannten Placebos, auf ihre Wirksamkeit getestet und die Ergebnisse verglichen. Ein Teil der Testpersonen erhält die potenzierte Arznei, während der andere Teil die Placebos bekommt. Diese Studien haben ergeben, dass sich bei ca. 80 Prozent der Patienten, die durch Homöopathie behandelt wurden, eine deutliche Besserung ihrer Beschwerden zeigte, bei den Placebos hingegen nur bei ca. 20 Prozent. Auch hier wird aufgezeigt, dass die Heilwirkung der Homöopathie im Vergleich zu Placebos viel größer ist und somit eine Wirkung vorhanden sein muss.

In meiner Praxis habe ich die Erfahrung gemacht, dass einige Patienten zu Beginn der Behandlung gesagt haben: „Ich glaube zwar nicht dran, aber ich probiere es mal." Skeptiker sind mir keine unliebsamen Patienten – im Gegenteil: Ich freue mich jedes Mal riesig, wenn gerade solche Patienten wieder in meine Sprechstunde kommen und begeistert sind, dass es ihnen schon viel besser geht.

Sind homöopathische Fertigarzneimittel, die für bestimmte Krankheiten, wie Hyperaktivität (für Kinder) oder Zahnungsbeschwerden, angeboten werden, empfehlenswert?

Bei Fertigmischungen werden mehrere homöopathische Wirkstoffe in einem Globulus oder in einer Tablette zusammen-

94

gepresst. Diese sogenannten Komplexmittel sind nur in den Potenzen D1 bis D6 vorhanden. Bei psychischen Problemen wie Hyperaktivität liegt die Ursache oder die Störung im seelischen Bereich und kann daher mit solch niedrigen Potenzen niemals erreicht werden. Dazu kommt, dass bei regelmäßigen zu hohen Dosen mehrmals am Tag (z. B. 6–8 Globuli einer D1- oder D6-Potenz) zweifelsfrei eine Verschlimmerung des Zustandes auftritt (dies wird auf manchen Packungsbeilagen leider so empfohlen). Sowohl in niedrigen als auch in zu hohen Potenzen sind diese Mittel nicht hilfreich und ihre Verabreichung würde nicht dem Prinzip der Homöopathie entsprechen. Für die Behandlung sollte nur das passende Mittel genommen werden, das für den Zustand des Patienten nach dem Ähnlichkeitsprinzip herausgesucht wurde. Das ist natürlich mit Mühe und Arbeit verbunden, aber die Chancen zu heilen sind viel höher. Ferner ist bei einer Hyperaktivitätsstörung eine ausführliche Anamnese bei einem erfahrenen Heilpraktiker für Homöopathie sehr ratsam!

Sind homöopathische Arzneien giftig bzw. gefährlich?

Die Urtinktur, die einem homöopathischen Mittel zugrunde liegt, ist meist giftig und sollte gemieden werden. In der homöopathischen Aufbereitung jedoch ist die giftige Wirkung der Substanz durch das Potenzieren verloren gegangen. Lediglich die Information der Urtinktur wird an den Organismus weitergetragen.

Zwar kann der Organismus nicht vergiftet werden, aber auch in der Homöopathie gilt: Bei falscher Dosierung kann der Organismus beschädigt werden. Bereits Paracelsus sagte: „Jedes Mittel, jedes Kraut, jede Droge ist gefährlich, es kommt nur auf die Dosis an." So kann selbst Kamillentee bei einer Überdosierung eine schädliche Wirkung haben.

Woran erkenne ich einen guten Homöopathen?

- An dem Maß, wie er den Geist Hahnemanns in seine Praxis übernommen hat. Das bedeutet, dass er das passende Mittel in der Homöopathie durch eine ausführliche Anamnese ermittelt und nicht durch Testen jedweder Art (z. B. Bioresonanzverfahren, Pendeln oder Pulsmessmethode oder Ähnliches).
- Dass er keine regelmäßigen, mehrmaligen Gaben verabreicht (Ausnahme nur in akuten Fällen).
- Dass er vorwiegend mit hohen und nicht mit niedrigen Potenzen arbeitet, denn das entspricht nicht dem Prinzip Hahnemanns.
- Dass eine gute Zusammenarbeit zwischen ihm und dem Patienten stattfindet, in Form eines regelmäßigen Informationsaustausches.
- Dass er ohne Schwierigkeiten erkennen kann, in welchem Zustand der Patient sich befindet. Er kann unterscheiden, ob es sich bei vorkommenden Beschwerden um eine Verschlimmerung oder ob es sich lediglich um Beschwerden handelt, die darauf hindeuten, dass die Homöopathie in dem erkrankten Organismus bereits wirkt und der Heilungsprozess bereits eingesetzt hat.
- Dass er niemals mehrere Mittel nacheinander ausprobiert, wenn nicht sofort der erhoffte Erfolg eintritt.
- Dass der Patient nicht nach den psychischen Bildern der homöopathischen Mittel katalogisiert wird. Es gibt Therapeuten, die einen Menschen aufgrund einiger Merkmale bestimmte Mittel zuordnen: „Dieser Patient ist Sulfur, der nächste Lycopodium ..." Das ist nach rein homöopathischen Grundsätzen nicht möglich, da verschiedene Krankheitsstadien unterschiedliche Mittel erfordern. Das Mittel an sich kann und darf

96

niemals als Persönlichkeit eines Patienten dargestellt werden.
• Dass er die Mittel in ihrem ganzen Zusammenhang kennt und nicht nur einzelne Anwendungsmöglichkeiten. Dazu gehört ein intensives Studium der Homöopathie über mehrere Jahre.

Kann in der Homöopathie über die Ferne eine Diagnose gestellt und therapiert werden?

Grundsätzlich ist es für einen guten Homöopathen wichtig, den Patienten einmal gesehen zu haben, denn eine Untersuchung sollte bei jeder Anamnese erfolgen. Erst danach kann in vielen Fällen eine telefonische Weiterbehandlung erfolgen. Ein guter Heiler hat die Gabe, an der Stimme, an den Äußerungen und an dem, wie der Patient spricht, den Zustand des Patienten zu erkennen und zu helfen. Trotz alledem sollte aber beim jeweiligen Fall abgewogen werden.

Was mache ich, wenn nach einer Gabe nichts passiert, also weder eine Verschlimmerung noch eine Verbesserung eintritt?

Überprüfen Sie, ob Sie alle Substanzen weggelassen haben, die die homöopathische Wirkung blockieren können: Kaffee, alle ätherischen Öle, wie Kampfer, Kamille, Pfefferminze, Eukalyptus in allen erdenklichen Formen. Diese können in Bonbons, Kaugummi, Zahnpasta, Zahnseide oder in Form von Tee vorkommen. Globuli oder Tropfen dürfen auch nicht mit Metall in Berührung kommen (z. B. mit einem Löffel oder mit Piercings im Mundbereich), da hierdurch die Wirkung des Mittels blockiert wird.

Eine andere Möglichkeit ist, dass der Reiz der Gabe zu wenig war und sie wiederholt werden muss. Wenn sich selbst nach wiederholten Gaben an darauffolgenden Tagen – also eine Gabe pro Tag – keine Wirkung zeigt, haben Sie möglicherweise das falsche Mittel gewählt. Überprüfen Sie, ob Sie nicht etwas Wichtiges bei der Wahl des Mittels übersehen haben.

Manchmal entstehen Blockaden, wodurch eine Heilwirkung verzögert wird, da der Körper die Informationen, die in den Globuli enthalten sind, nicht verarbeiten kann. Der Körper möchte die Information des Mittels – möglicherweise als Schutz – nicht annehmen, weil hierdurch Emotionen an die Oberfläche kommen würden, die zu schmerzhaft sein könnten. Auch hier bietet die Homöopathie Ansätze und Mittel, diese Blockaden zu lösen.

Da es viele verschiedene Möglichkeiten gibt, weshalb ein Mittel keine Wirkung aufzeigt, ist es ratsam, mit einem Homöopathen Kontakt aufzunehmen, um fachkundige Hilfe einzuholen.

Wollen Sie noch mehr wissen?

Dieses Buch dient als Hilfe und Anregung. Es ist ein Buch, das Informationen und Wissen vermittelt. Daher kann es sein, dass Fragen entstehen oder Sie in einem bestimmten Fall nicht weiterkommen. Gerne können Sie mich dazu anrufen, um einen Gesprächstermin zu vereinbaren.

Oder informieren Sie sich über aktuelle Vorträge, Buchvorstellungen oder Seminare von mir. Schreiben Sie mir eine E-Mail oder rufen Sie an und Sie bekommen umgehend die aktuellen Termine per E-Mail zugeschickt.

www.anketoleikis.de
info@anketoleikis.de

Vita

Anke Toleikis, geboren 1967 in Biberach an der Riss, arbeitet seit mehreren Jahren in eigener Praxis als Heilpraktikerin in Laupheim.

Ihr Hauptschwerpunkt liegt in der klassischen Homöopathie. Sie studierte mehrere Jahre Homöopathie und tätigte Fortbildungen bei langjährig erfahrenen Homöopathen.

Medizinisches Grundwissen sammelt sie bereits seit über 20 Jahren, als sie mit fünfzehn Jahren eine Ausbildung zur Arzthelferin begann. In einigen Facharztpraxen lernte sie viel über Untersuchungsmethoden, Laboranalysen und die Behandlung von Krankheiten kennen. Dieses Wissen dient ihr jetzt als

Heilpraktikerin. Die Fachgebiete der Wirbelsäulentherapie nach Dorn und die Begleittherapie durch orthomolekulare Substanzen harmonieren mit der Homöopathie sehr gut. In Vorträgen und Seminaren gibt sie Anleitung zum Gebrauch der Arzneimittel. Die aktuellen Termine entnehmen Sie bitte der Website: www.anketoleikis.de

Angebote

Homöopathie für:
- jedermann

insbesondere für:
- Kinder
- Tiere

Seminare:
- Homöopathie für Anfänger
- Homöopathie als Weiterbildung

... zu guter Letzt:
- Dorntherapie
- Begleittherapie durch Orthomolekulare Medizin

Quellennachweis

1 *Organon der Heilkunst,* Samuel Hahnemann, Standardausgabe der 6. Auflage, bearbeitet und herausgegeben von Josef M. Schmidt, Haug-Verlag, Seite 89, § 1.

2 *Organon der Heilkunst,* Samuel Hahnemann, Standardausgabe der 6. Auflage, bearbeitet und herausgegeben von Josef M. Schmidt, Seite 89, § 2.

3 *Kleine medicinische Schriften,* Samuel Hahnemann, 1. Band, 1829, digitalisiert über Google, Seite 192.

4 *Zur Theorie der Homöopathie,* Vorlesungen über Hahnemanns Organon, 4. Auflage, Haug-Verlag, Seite 104.

5 *Reine Arzneimittellehre,* Samuel Hahnemann, Band 6, Seite 11, 2. und 3. Auflage, Dresden, Leipzig, in: Gesammelte Werke Hahnemanns, digitale Volltextausgabe, Zweitausendeins.

6 *Reine Arzneimittellehre,* Samuel Hahnemann, Band 5, 6, Seite 5, 2. und 3. Auflage, Dresden, Leipzig, in: Gesammelte Werke Hahnemanns, digitale Volltextausgabe, Zweitausendeins.

7 *Organon der Heilkunst,* Samuel Hahnemann, Standardausgabe der 6. Auflage, bearbeitet und herausgegeben von Josef M. Schmidt, Seite 89, § 2.

8 *Organon der Heilkunst,* Samuel Hahnemann, Standardausgabe der 6. Auflage, bearbeitet und herausgegeben von Josef M. Schmidt, Seite 268.

9 *Reine Arzneimittellehre*, Samuel Hahnemann, Band 6, Seite 11. 2. und 3. Auflage, Dresden, Leipzig, in: Gesammelte Werke Hahnemanns, digitalisierte Volltextausgabe, Zweitausendeins.

10 *Reine Arzneimittellehre,* Samuel Hahnemann, Band 2, Seite 274. 2. und 3. Auflage, Dresden, Leipzig, in: Gesammelte Werke Hahnemanns, digitalisierte Volltextausgabe, Zweitausendeins.

Literaturverzeichnis

William Böricke, Homöopathische Mittel und ihre Wirkungen, Materia medica, 6. überarbeitete Auflage 2000, Grundlagen und Praxis GmbH & Co. Wissenschaftlicher Autorenverlag KG, Leer (Ostfriesland)

Roger Morrison, Handbuch der homöopathischen Leitsymptome und Bestätigungssymptome, 2. überarbeitete Auflage 1997, Kai Kröger Verlag für homöopathische Literatur, Groß Wittensee

Samuel Hahnemann, Reine Arzneimittellehre, 6 Bände, 2. und 3. Auflage, Dresden, Leipzig: Arnold, 1825–1833

Samuel Hahnemann, Die chronischen Krankheiten, 5 Bände, 2. Auflage, Dresden, Leipzig: 1835–1839

Samuel Hahnemann, Organon der Heilkunst. 5. Auflage, Dresden, Leipzig: Arnold 1833

Samuel Hahnemann, Organon der Heilkunst, Standardausgabe der 6. Auflage, Neuausgabe 1999, Karl F. Haug Verlag, Heidelberg

James Tyler Kent, Zur Theorie der Homöopathie, Vorlesungen über Hahnemanns Organon, 4. Auflage, Karl F. Haug Verlag, Heidelberg 2001

Martin Gumpert, Hahnemann – Die abenteuerlichen Schicksale eines ärztlichen Rebellen und seiner Lehrer der Homöopathie, 2. Auflage, Aurum-Verlag, Freiburg im Breisgau

Willibald Gawlik, Samuel Hahnemann, Synchronopse seines Lebens. Johannes Sonntag Verlagsbuchhandlung GmbH, Stuttgart 1996

Alle in diesem Buch aufgeführten homöopathischen Mittel können Sie in einem Etui als komplettes Set in folgenden Apotheken bestellen:

Für Deutschland:

ALLMANN'SCHE APOTHEKE
Günther J. Allmann
Fachapotheker für Allgemein-
pharmazie, Homöopathie und
Naturheilkunde

Marktplatz 41, 88400 Biberach

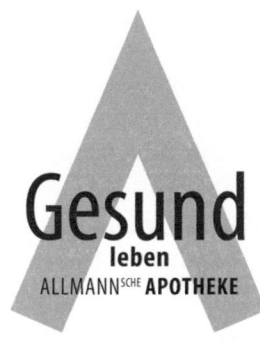

T: 07351/180 90   F: 07351/18 09 14
Freecall: 0800/2 55 62 66
info@allmannsche-apotheke.de
www.allmannsche-apotheke.de

Für die Schweiz:

TOPPHARM
RATHAUS APOTHEKE BERN
Dr. S. Fritz AG

Kramgasse 2, Postfach 541
3000 Bern 8

Tel. 031/3 11 14 81
Fax: 031/3 12 24 01
www.rathaus-apo-bern.ch
info@rathaus-apo-bern.ch